Petra Zimmermann

Kinderfüße –
Gesund ein Leben lang?

Ein Ratgeber für Eltern

RATGEBER
für Angehörige, Betroffene und Fachleute

herausgegeben vom
Deutschen Verband der Ergotherapeuten

Petra Zimmermann

Kinderfüße –
Gesund ein Leben lang?

Ein Ratgeber für Eltern

Das Gesundheitsforum

Schulz-
Kirchner
Verlag

Bibliografische Information der Deutschen Bibliothek

Die Deutsche Bibliothek verzeichnet diese Publikation in der Deutschen Nationalbibliografie; detaillierte bibliografische Daten sind im Internet über http:// dnb.ddb.de abrufbar.

Die Informationen in diesem Ratgeber sind von der Verfasserin und dem Verlag sorgfältig erwogen und geprüft, dennoch kann eine Garantie nicht übernommen werden. Eine Haftung der Verfasserin bzw. des Verlages und seiner Beauftragten für Personen-, Sach- und Vermögensschäden ist ausgeschlossen.

Besuchen Sie uns im Internet: www.schulz-kirchner.de

1. Auflage 2010
ISBN 978-3-8248-0650-8
Alle Rechte vorbehalten
© Schulz-Kirchner Verlag GmbH, 2010
Mollweg 2, D-65510 Idstein
Vertretungsberechtigter Geschäftsführer: Dr. Ullrich Schulz-Kirchner
Titelfoto: © Iosif Szasz-Fabian, fotolia.com
Fachlektorat: Beate Kubny-Lüke
Fotos: Suna Pfeif, Bettina Wieland, Petra Zimmermann
Lektorat: Doris Zimmermann
Umschlagentwurf und Layout: Petra Jeck, Susanne Koch
Druck und Bindung: wd print + medien GmbH, Elsa-Brandström-Str. 18, 35539 Wetzlar
Printed in Germany

Auch als E-Book erhältlich unter der ISBN 978-3-8248-0773-4

Inhalt

Vorwort zur Reihe

Die „Ratgeber für Angehörige, Betroffene und Fachleute" vermitteln kurz und prägnant grundlegende Kenntnisse auf wissenschaftlicher Basis und sie geben Hilfestellungen zu ausgewählten Themen aus den Bereichen Sprachtherapie, Ergotherapie, Physiotherapie und Medizin. Die Autor(inn)en der Reihe sind ausgewiesene Fachleute, die seit vielen Jahren in Therapie, Beratung, Forschung und Lehre tätig sind. Sie sind jeweils für den Inhalt selbst verantwortlich und stehen Ihnen für Rückfragen gerne zur Verfügung.

Der vorliegende Ratgeber widmet sich einem häufig vernachlässigten Thema, den Kinderfüßen auf ihrem Weg von der Geburt bis in das Erwachsenenalter. Die Autorin Petra Zimmermann hat sich über Jahre mit dieser Thematik auseinandergesetzt und gezielt Kontakt mit ausgewiesenen Experten gesucht.

So gibt dieser Ratgeber Eltern, Therapeuten, Erziehern und anderen Interessierten einen Überblick über die relevanten anatomischen Grundlagen und wichtige Tipps für die Pflege von Kinderfüßen. Besprochen wird sowohl, was beim Schuhkauf und dem Tragen der Schuhe für Kinder und Jugendliche zu beachten ist, als auch welche möglichen Probleme bei der Fußentwicklung auftreten können. Abgerundet wird der Ratgeber mit Hinweisen auf Übungen und Maßnahmen, die der Entwicklung gesunder Kinderfüße dienen können.

Wir hoffen, mit diesem Ratgeber dazu beizutragen, dass die Kinderfüße, die in ihrer Entwicklung einen weiten Weg vor sich haben, die notwendigen Rahmenbedingungen erhalten, um auch im Erwachsenenalter die Basis für „gestandene" Persönlichkeiten zu bilden.

Arnd Longrée
Herausgeber für den DVE

Danksagung

Hiermit möchte ich folgenden Fachleuten danken, die mir in Gesprächen und in E-Mails Auskunft gaben und meine zahlreichen Fragen geduldig beantworteten:

- Wolfgang Best, Chefredakteur Orthopädieschuhtechnik, Geislingen
- Dr. Kerstin Bosch, Bewegungswissenschaftlerin, Münster
- Thomas Deiser, Orthopädieschuhtechniker, Ingolstadt
- Karl Georg Henkel, Orthopädieschuhmachermeister, Biedenkopf
- Dr. Wieland Kinz, Sportwissenschaftler, Salzburg
- Dr. Christian Klein, Orthopäde, Salzburg
- Thomas Schmidt, Chefredakteur „Der Fuß", Geislingen
- Dr. Christian Schwartzkopf, Orthopäde, Kiel
- Konrad Weißler, Das Schuhinstitut, Offenbach
- Barbara Zukunft-Huber, Kinderphysiotherapeutin, Biberach

Einleitung

Zu keiner Zeit kümmerten sich Eltern so intensiv um ihren Nachwuchs wie heute. Sie stellen sich viele Fragen: Ist das Kind gesund, wie entwickelt es sich, welche Fähigkeiten zeigt es, wie kann es optimal gefördert werden usw.? Zwei Körperteile geraten aber mit der Zeit aus dem Blickwinkel engagierter Eltern: die Kinderfüße. 98 Prozent aller Menschen kommen mit gesunden Füßen auf die Welt, aber nur noch 40 Prozent der Erwachsenen haben gesunde Füße. Der Grund dafür ist manchmal angeboren, in der Mehrheit liegt er aber in der Kindheit: Zwei Drittel der Kinder tragen zu kleine Schuhe. Oft weil die Schuhgrößen in Europa nicht den realen Fußgrößen entsprechen. Aber auch weil Kinderfüße so weich und formbar sind, dass zu kleine Schuhe sie nicht weiter stören. Sie können Missempfindungen noch nicht richtig deuten, weil sich ihr Nervensystem und die Empfindsamkeit der Füße noch entwickeln.

Wenn etwas mit unseren Füßen nicht in Ordnung ist, wirkt sich das auf den ganzen Körper aus: Gleichgewicht, Fortbewegung, Körperstatik und wahrscheinlich sogar die Konzentration werden beeinträchtigt. Die Folgen sind falsche Angewohnheiten beim Laufen und Stehen und Fußfehlstellungen. Vor allem durch zu kurzes und enges Schuhwerk bildet sich erst Hornhaut und mit der Zeit werden die Zehen beeinträchtigt und am Ende der ganze Fuß.

Der Kinderfußreport 2009 des Deutschen Schuhinstitutes zeigt, dass es mittlerweile einen Trend zum „zu großen Schuh" gibt, der Kinderfüßen aber ebenfalls schadet: Der Fuß rutscht ständig nach vorne, die Zehen werden gestaucht. Hat die Ferse keinen festen Sitz, krallen sich Zehen an ihre Unterlage und können zu Krallenzehen werden.

Dieser Ratgeber fasst den Erfahrungsschatz ausgewiesener Fuß-Experten, wie z. B. Podologen, Orthopäden, Orthopädieschuhtechniker und Sportwissenschaftler, zusammen: Wie verändert sich der Kinderfuß? Wie können Fehlbelastungen bzw. Fehlbildungen rechtzeitig erkannt und verhindert werden? Wie sieht der optimale Schuh für einen Kinderfuß aus? Wie halte ich die Füße von Kindern und Jugendlichen gesund? Welche Auswirkungen haben Fußschäden auf den ganzen Körper? Dieser Ratgeber will Eltern die Bedeutung gesunder Kinderfüße für die langfristige Entwicklung ihres Kindes vor Augen führen. Wissen Eltern mehr über diese perfekten Gehwerkzeuge, können sie ihre eigene Fuß-Kompetenz entwickeln und zur richtigen Zeit die fachliche Hilfe von Fuß-Experten nutzen.

Der Fuß – das Fortbewegungswunder

Anatomie des Fußes

Der Fuß besteht aus Zehen, Mittelfuß und Fußwurzel. Am Mittelfuß unterscheidet man Ballen, Sohle, Ferse, Spann (Fußrücken) und Rist (Außenkante).

Kaum ein Körperteil ist so kompliziert wie unser Fuß, er ist ein filigranes Bauwerk: Mit jeweils 26 Knochen, 33 Gelenken, 20 Muskeln sowie 107 Sehnen und Bändern tragen uns die Füße – versorgt durch Blutgefäße und die im Fuß endenden

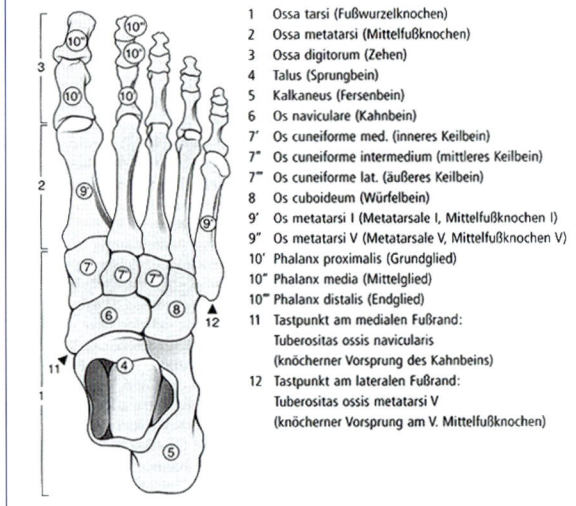

1   Ossa tarsi (Fußwurzelknochen)
2   Ossa metatarsi (Mittelfußknochen)
3   Ossa digitorum (Zehen)
4   Talus (Sprungbein)
5   Kalkaneus (Fersenbein)
6   Os naviculare (Kahnbein)
7' Os cuneiforme med. (inneres Keilbein)
7" Os cuneiforme intermedium (mittleres Keilbein)
7"' Os cuneiforme lat. (äußeres Keilbein)
8   Os cuboideum (Würfelbein)
9' Os metatarsi I (Metatarsale I, Mittelfußknochen I)
9" Os metatarsi V (Metatarsale V, Mittelfußknochen V)
10' Phalanx proximalis (Grundglied)
10" Phalanx media (Mittelglied)
10"' Phalanx distalis (Endglied)
11   Tastpunkt am medialen Fußrand:
     Tuberositas ossis navicularis
     (knöcherner Vorsprung des Kahnbeins)
12   Tastpunkt am lateralen Fußrand:
     Tuberositas ossis metatarsi V
     (knöcherner Vorsprung am V. Mittelfußknochen)

Das Fußskelett

Abb.: Archiv – Der Fuß (Quelle: Fußlexikon Dr. Renate Wolansky)

zigtausend Nervenbahnen – im Laufe eines Lebens im Durchschnitt etwa 180.000 Kilometer weit: viereinhalb Mal um den Äquator. Bei jedem Schritt müssen die Füße über das Fußgewölbe ein Mehrfaches des Körpergewichts abfedern. Dabei arbeiten Sprungbein, Kahnbein, Mittelfußknochen, Zehen und Muskeln raffiniert zusammen, um beim Gehen, Tragen, Hüpfen und Springen Wirbelsäule und Gelenke federnd zu entlasten.

Kinderfüße müssen dieses komplizierte Zusammenspiel jedoch erst noch lernen. Vom Fußgewölbe beispielsweise ist bei einem Baby noch nichts zu sehen – es wird von dicken Fettpölsterchen ausgefüllt, die den Fuß bei den ersten Gehversuchen schützen. Kleine Füße sind noch weich und formbar, denn ihr Skelett besteht anfangs überwiegend aus Knorpel und verknöchert erst nach und nach. Kinderfüße sind in den ersten Lebensjahren unempfindlich gegen Druckschmerz und passen sich leider auch unpassenden Schuhen an.

Trägt ein Kind über längere Zeit falsches Schuhwerk, wirkt sich das auf die Fußstellung und Körperhaltung aus. Denn Füße lassen sich wie ein Scherengitter

zusammenschieben, sie passen sich zu kurzen Schuhen an. Die Folge sind Fußfehlstellungen, die vor allem später Schmerzen machen. Werden die Kinderfüße
in ihren sensiblen Wachstumsphasen in der Entwicklung behindert, kann diese
Phase später nicht oder nur sehr eingeschränkt nachgeholt werden.

Die Fußform

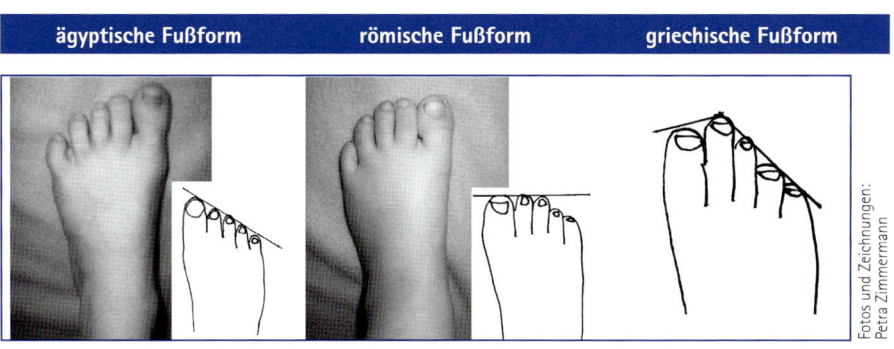

ägyptische Fußform	römische Fußform	griechische Fußform

Fotos und Zeichnungen: Petra Zimmermann

Zwischen 40 und 60 Prozent aller Menschen haben eine ägyptische Fußform: Hier
dominiert die Großzehe. Zu empfehlen sind in diesem Fall naturförmige Schuhe.

Zwischen 25 und 35 Prozent haben die römische Fußform: Dabei sind mindestens
die ersten drei Zehen gleich lang, der Fuß sieht dadurch quadratisch aus. Eine
breite sportliche Leistenspitzenform der Schuhe ist hier passend.

Bei der griechischen Form (zwischen 15 und 20 Prozent) ist der zweite Zeh do-
minant. Hier ist eine lang gezogene Schuhform die richtige.

Generell zu unterscheiden sind die Schmalfüße (Kinder: Weiten 1 und 2; Erwachsene: Weite A bis E), mittlere Weiten (Kinder: Weite 3; Erwachsene: Weite F bis
G) und Breitfüße (Kinder: Weiten 4 und 5; Erwachsene: Weite H bis M).

Die Zehenform
Schmalfüße haben meist eine spitze Zehenform und kommen daher gut mit spitz
zulaufenden Schuhen zurecht, aber sie benötigen einen langen Zehenraum.

Bei den **mittleren Weiten** gibt es Unterschiede in der Zehenform:
- Die ersten drei Zehen sind etwa gleich lang, sodass die Schuhspitze nur leicht
  verrundet sein darf.

11

- Bei der spitzen Zehenform ist die Großzehe länger als die anderen Zehen, sodass der Fuß spitzer zuläuft und auch spitze Schuhe tragen kann.
- Bei **Breitfüßen** liegen die Zehen breit an, sodass sie eine Naturform benötigen.

Die Zehen an Kinderfüßen stehen normalerweise gespreizt. Sind die Schuhe zu kurz, verändert sich der Winkel des großen Zehs zum Fuß dauerhaft, der Zeh wird in Richtung kleiner Zeh gedrückt.

Einfluss der Füße auf den Körper

Der Fuß ist ein hochsensibles Körperteil: Er spürt Unebenheiten, weichen oder harten Untergrund, Kälte und Wärme, spitze oder stumpfe Gegenstände. Die Füße bilden über die angrenzenden Muskelgruppen des Beines mit den Bändern, Sehnen und Gelenkkapseln ein kettenförmiges funktionelles System, das den gesamten Bewegungsapparat beeinflusst.

Wenn etwas mit den Füßen nicht in Ordnung ist, wirkt sich das auf den ganzen Körper aus. Schwache Muskelspannungen, flache Fußgewölbe und Fehlstellungen der Fußknochen stören die gesamte Funktionseinheit aus Füßen, Beinen, Becken und Wirbelsäule. Die Folgen können Fehlhaltungen mit Verspannungen und

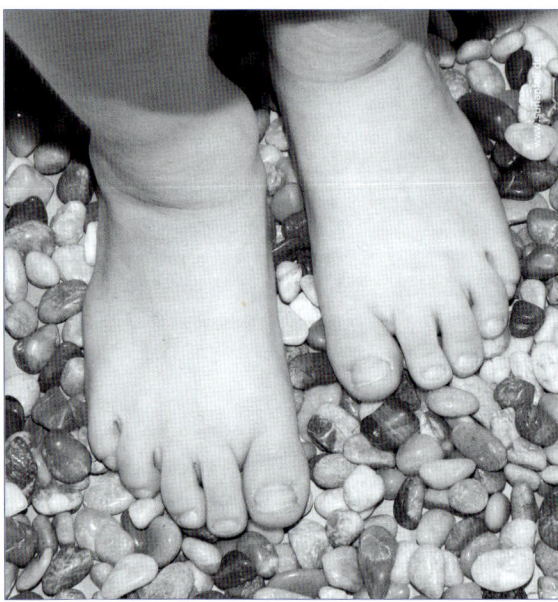

Foto: Suna Pfeif

Füße sind hochsensibel: Sie spüren Unebenheiten, weichen oder harten Untergrund, Kälte und Wärme, spitze oder stumpfe Gegenstände.

Muskelschmerzen sowie Koordinationsstörungen sein. Muskelverspannungen im Schulter- und Halswirbelbereich können zu Konzentrationsproblemen führen. Dazu kommt, dass durch den zivilisationsbedingten harten Bodenbelag der natürliche Reiz auf die Fußmuskulatur fehlt und das Abrollen der Füße eingeschränkt wird. Das Barfußlaufen auf unebenem Grund ist das beste Training für die Fußmuskulatur und unterstützt das natürliche Abrollen.

Da eine Störung im Spiel der Muskelketten Probleme verursachen kann, muss neben der Fußstatik auch der Einfluss auf den gesamten Körper beachtet werden. Sowohl die Stellung der einzelnen Fußknochen als auch die Stellung von Becken, Knie und Wirbelsäule sind auf das korrekte Zusammenspiel angewiesen. Ist ein Element in diesem Zusammenspiel gestört, wirkt sich das auf alle Elemente aus.

Viele Probleme an der Wirbelsäule, an den Füßen oder Gelenken können allein durch das Tragen der richtigen Schuhe behoben werden. Ein optimaler Kinderschuh muss ausreichend lang, leicht und flexibel sein. Optimal ist er so gebaut, als wenn das Kind barfuß laufen würde. Die Sohle muss viel vom Untergrund wahrnehmen. Nur so ist ein gesunder Gangablauf garantiert. Ein Schuh muss vor Kälte, Nässe und Verletzungen schützen, nicht mehr und nicht weniger.

Baby und Kleinkind

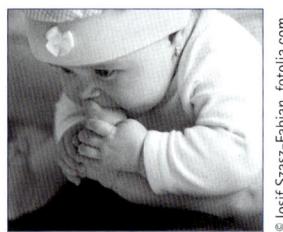

© Iosif Szasz-Fabian, fotolia.com

Babyfüße entwickeln sich noch.

Babyfüße – nicht nur niedlich

Die meisten Auffälligkeiten bei Neugeborenen sind harmlos und wachsen sich in der Regel aus. Trotzdem gehört jedes Baby in die Hände erfahrener Kinderärzte, um eventuelle Fehlbildungen frühzeitig zu erkennen. Sprechen Sie Ihren Kinderarzt auf die Füße Ihres Kindes an!

Eltern eines Neugeborenen mit platten Babyfüßen brauchen sich keine Sorgen zu machen: Plattfüße sind nach der Geburt normal, denn das Fußskelett besteht aus weichem Knorpel und die Fußgewölbe sind noch nicht ausgebildet, das geschieht erst mit der Belastung durch das Gehen. Außerdem ist der Babyspeck ein sehr guter Schutz für den Fuß und bildet sich zurück, wenn der Fuß diesen Schutz nicht mehr benötigt.

Lernt das Kind zu gehen, wird sein Fuß von innen heraus dreidimensional umgestaltet: Die Ferse dreht sich, der Mittelfuß bildet ein Längsgewölbe, das kommende Wachstum und seine Belastungsfähigkeit sind unsichtbar programmiert.

Der Schreitreflex des Babys ist ein Instinktivreflex. Später lernt das Baby zu stehen und zu gehen, dafür muss aber erst die Fuß- und Beinstruktur lernen, die einprogrammierten Vorgänge zu trainieren.

Auch O-Beine sind beim Neugeborenen normal, denn es kann seine Knie aus anatomischen Gründen nicht ganz durchstrecken. Ob krumme Beine oder Plattfüße – mit dem Wachstum des Kindes wächst auch seine Bewegungsintelligenz: Die Beinchen wachsen sich gerade, das Fußgewölbe bildet sich aus.

Sind die Füße gesund?

Fußmissbildungen (wie z. B. Klumpfuß) treten nur bei 3 % aller Neugeborenen auf. Am häufigsten sind harmlose Fehlstellungen. Da die Babys heutzutage immer größer und schwerer werden, hat sich die Fußform infolge Platzmangels in der Gebärmutter angepasst. Sichelfüße und Hackenfüße sind dafür typische Beispiele. Sie wachsen sich im Verlauf der ersten Lebensmonate spontan aus. Ist der Fuß insgesamt gut beweglich und die Fehlstellung leicht zu korrigieren, so reicht es, den Fuß ein paar Wochen regelmäßig zu massieren und öfter am Seitenrand entlang zu streichen. Der genetisch bedingte Sichelfuß muss von den ersten Lebensstunden an mit einem speziellen Verband und später mit Gips in die richtige

Lage gebracht werden. Physiotherapie unterstützt die Behandlung. Nur in einigen Fällen bleibt eine solche Fußform bis ins Kindesalter auffällig. Das Kind muss dann Anti-Varus-Schuhe (Fachbezeichnung für Spezialschuhe) tragen.

Die Kinderphysiotherapeutin Barbara Zukunft-Huber hat die „dreidimensionale, manuelle Fußtherapie" entwickelt, die sich an der funktionellen Fußentwicklung im ersten Lebensjahr des Kindes orientiert. Nach ihrer Auskunft (2009) können Fußfehlhaltungen wie Sichel-Serpentinen, Klump-, Hacken- und Knick-Senkfüße so frühzeitig erkannt und mit speziellen Mobilisations- und Dehngriffen und entsprechenden funktionellen Binden behandelt werden.

Genetische Einflüsse spielen natürlich auch bei den Füßen eine Rolle. Schauen Sie sich als Eltern zunächst ihre eigenen Füße an. Liegen Fußveränderungen oder sogar Fehlstellungen vor? Ein kritischer Blick auf die eigenen Füße, noch besser deren Beurteilung durch orthopädiegeschulte Kräfte, wie z. B. Orthopädieschuhtechniker oder Physiotherapeuten, schult den Blick für die Füße der eigenen Kinder.

Das Krabbelalter

Mit dem Krabbeln erprobt das Baby die Fortbewegung seitlich, nach vorn und nach hinten. Da es mit den Händen, Armen, Knien, Füßen und dem gesamten Körper krabbelt, wird die Wirbelsäule gekräftigt und auf den aufrechten Gang vorbereitet. Gleichzeitig wird das Gleichgewichtsorgan trainiert und somit für die Aufstehphase vorbereitet. Ist die Wirbelsäule kräftig genug, wird sich das Kind aufrecht halten können.

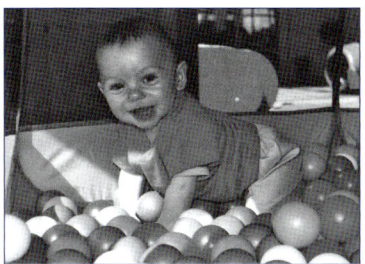

Foto: Petra Zimmermann

Das Krabbeln ist ein wichtiger Lernprozess für die Mobilität des Kleinkindes.

Solange ein Kleinkind krabbelt, braucht es noch keine Schuhe. Fängt es aber an, sich aus eigenem Antrieb hochzuziehen, ist der erste Schuhkauf nicht mehr weit (siehe „Passende Schuhe", Seite 33).

Aufstehen

Die Initiative zum Aufstehen sollte aus eigener Kraft und aus dem eigenen Willen des Kindes erwachsen. Ist die Wirbelsäule dafür schon genügend vorbereitet, wird sich das Kind aufrecht halten können, wenn nicht, wieder hinfallen. Das Kind allein weiß den richtigen Zeitpunkt. Die Eltern sollten es nicht drängen oder sogar zwingen, denn zu frühes Stehen kann schaden. Man erweist dem Kind keinen

Gefallen, wenn ihm Erwachsene einen Gegenstand zum Hochziehen anbieten oder es sogar zum Stand hochheben.

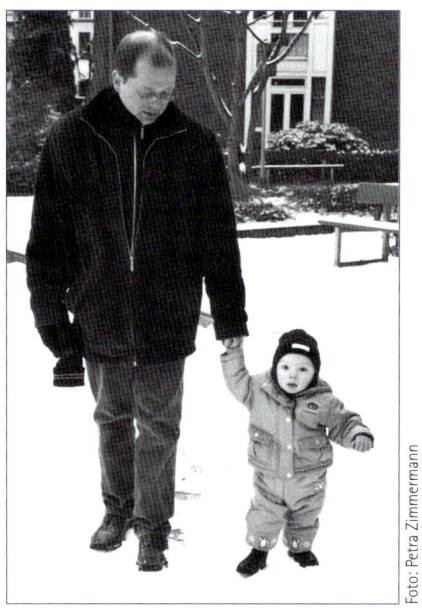

Foto: Petra Zimmermann

In der Lauflernphase sollten Kleinkinder nur dann Schuhe tragen, wenn die Füße geschützt werden müssen.

Laufen lernen

Auch für die ersten Schritte brauchen Eltern Geduld. Die Natur hat die Instinkte dafür trainiert, das Kind weiß also am besten, wenn es soweit ist. Lassen Sie sich Zeit mit den ersten Schuhen. Babyfüße brauchen Bewegungsfreiheit, um sich gut zu entwickeln. Auch bei noch so süßen Schühchen sollten Sie nicht schwach werden. Socken reichen völlig aus, das gilt auch dann, wenn die Kinder anfangen zu stehen oder wenn sie schon die ersten Schritte machen. Antirutsch-Noppen an den Socken geben Sicherheit. Aber auch die Socken müssen ausreichend lang und weit sein und nicht einengen. Schuhe sind erst dann angebracht, wenn ein Kind so gut laufen kann, dass es auch draußen auf eigenen Beinen vorankommen möchte.

Laufen Kinder auf natürlichen Böden in der Natur, brauchen sie keine Schuhe zum Laufenlernen. Dieser Untergrund fördert die aktive Muskelarbeit des Fußes und macht damit die Funktionen, die ein Schuh hat, überflüssig. Harte Böden, wie z. B. Stein oder Beton, behindern die Fußmuskeln, sodass wir Schuhe benötigen, um den ungenügend trainierten Fuß vor Überlastung zu schützen, aber auch um Fußfehlstellungen wie Knick-, Senk- oder Spreizfüße auszuschließen. Denn nicht elastischer Untergrund steht der Elastizität des Fußes entgegen und verursacht oft eine Verflachung der Fußgewölbe. Gerade in der Lauflernphase kommt es auf die richtigen Schuhe an, damit erste Schäden verhindert werden (vgl. Seite 33). Die ersten Schuhe, die sogenannten **Lauflernschuhe,** sollten über eine Zugabe verfügen (d. h. im Zehenbereich Platz haben), leicht und im Ballenbereich absolut flexibel sein. Der Fuß darf aber nicht im Schuh scheuern. Überprüfen Sie gleich nach dem Ausziehen der Schuhe die nackten Zehen auf rote Stellen. Auch der Sitz des Fußes im Schuh muss beachtet werden: Kinder mit einem hohen Spann haben oft das Problem, dass Schuhe drücken, obwohl sie die richtige Schuhlänge tragen. Ein flacher Spann kann zu unsicherem Halt im Lauflernschuh führen.

Die Entwicklung der kindlichen Knieachse:

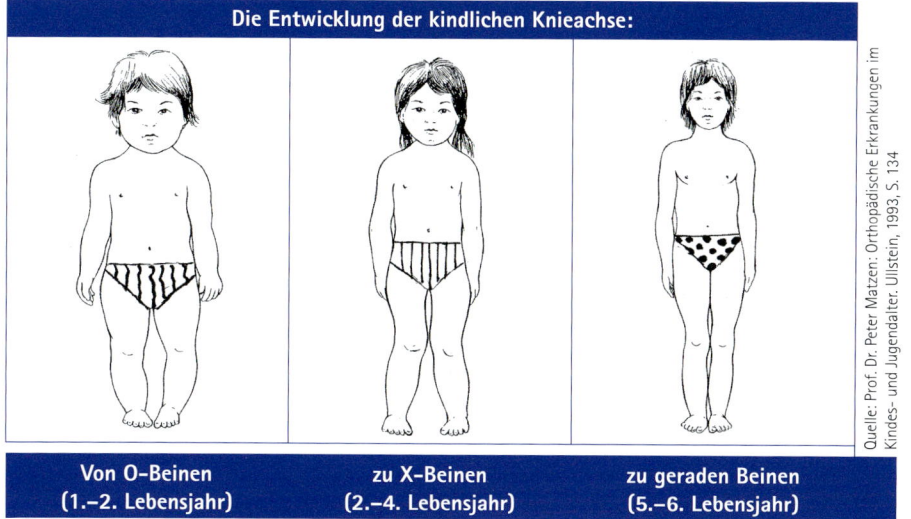

| Von O-Beinen | zu X-Beinen | zu geraden Beinen |
| (1.–2. Lebensjahr) | (2.–4. Lebensjahr) | (5.–6. Lebensjahr) |

Quelle: Prof. Dr. Peter Matzen: Orthopädische Erkrankungen im Kindes- und Jugendalter. Ullstein, 1993, S. 134

Das O-Bein-Alter (1.–2. Lebensjahr)

Beim Säugling verläuft die Knieachse bis zum Alter von zwei Jahren fast quer zur späteren Laufrichtung. Das erinnert an unsere Vorfahren, die Vierfüßler, die ihre Kniescheibe nach außen gedreht und die Beinachse gekrümmt hatten. O-Beine und X-Beine wechseln sich während der Wachstumsphasen des Kindes ab. Hat zum Beispiel das Kleinkind mit 10 Monaten O-Beine, sind sie mit drei Jahren X-förmig und wachsen dann langsam gerade.

Wie können Eltern die Beinform erkennen? Sie können es bei Ihrem Kind im Stand sehen: Das Kind muss dafür die Füße parallel stellen, die Kniescheiben zeigen gerade nach vorne. Bei O-Beinen berühren sich die Fußinnenknöchel, nicht aber die Knie. Bei X-Beinen ist es genau umgekehrt.

Bei zu starker Ausprägung wachsen sich solche Formen allerdings nicht aus: Wenn die O-Beine bei einem 2-jährigen Kleinkind stärker als 25 Grad gekrümmt sind und keine Rückbildung zeigen, muss ein Facharzt aufgesucht werden. Starke X-Beine liegen bei einem 7-jährigen Kind vor, wenn die Krümmung größer als 15 Grad ist. Früher müssen Eltern tätig werden, wenn nur auf einer Beinseite eine X- oder O-Beinformung vorliegt.

Das X-Bein-Alter (2.-4. Lebensjahr)

Das Kleinkind richtet sich im Laufe seines Wachstums auf, dabei erhöht sich der Druck des Körpergewichts auf die Innenseite der Beine. Das Beinskelett passt sich an, indem Waden- und Schienbein asymmetrisch in der Länge wachsen, das heißt außen mehr als innen. Dadurch drehen sich Ober- und Unterschenkel des Kindes einwärts, das führt zu einer Außenstellung der Ferse, die sich damit senkt. Oft hört die Einwärtsdrehung der Beine nicht damit auf, dass sich die Kniescheiben nach vorne ausrichten. Die Beine strecken und drehen sich noch stärker einwärts, die Kniescheiben wandern immer weiter nach innen. In einigen Fällen können sich die Schrittachsen in den Knien sogar überkreuzen. Aus dem O-Bein wird allmählich das X-Bein, bei einigen Kindern mehr, bei anderen weniger oder sogar gar nicht, hier sind große Schwankungen möglich.

Hat das Kind X-Beine, wirkt sich das auch auf die Füße aus. Der Fuß wird zum scheinbaren Knick-Senk-Fuß, da die Achse des Unterschenkels nicht mehr im Lot steht. Beim Säugling und Kleinkind ist der Knick-Senk-Fuß jedoch oft entwicklungsbedingt. Hier besteht aber meist kein Grund zur Sorge, wie ein einfacher Test nach Prof. Erne Maier (vgl. Maier/Killmann, 2003) zeigt: Man fasst das Kind an den Händen und lässt es von sich aus in den hohen Zehenstand treten. Kommt es leicht in diese Stellung und tendieren damit die Fersen nach innen, so liegt ein altersbedingter Knick-Senkfuß vor. Dieser wächst mit den richtigen Schuhen später aus. Ist dies nicht der Fall, handelt es sich um einen Plattfuß.

Das X-Bein sollte sich bei einer normalen Entwicklung in der Zeit vom 4. bis zum 6. Lebensjahr zurückbilden. Das Bindegewebe strafft sich und Knochen und Muskeln werden optimal aufgebaut, diese Entwicklung führt zu geraden Beinen, verläuft aber bei jedem Kind unterschiedlich schnell. Hat diese Entwicklung mit sechs Jahren noch nicht begonnen, sollten Eltern den Kinderarzt aufsuchen, um andere Ursachen herauszufinden.

Langjährig tätige Orthopädieschuhtechniker plädieren für die Rückbildung des X-Beines mit einem ausreichend langen Schuh: Denn wenn die Großzehe keine Bewegungsfreiheit habe, könne der Fuß nicht richtig abrollen, so drehe der Unterschenkel nach innen und die Knickfußstellung des X-Beines bleibe erhalten.

Bewegungs- und Entwicklungsstörungen früh erkennen

Kinder sind kleine Persönlichkeiten mit typischen Eigenheiten. Vor allem aber mit einem ganz individuellen Entwicklungstempo. Was das eine Kind schon kann, ist für das andere noch kein Thema. Setzen Sie sich und Ihr Kind durch Vergleiche nicht unter Druck! Manchmal können aber Beobachtungen Dritter auf Auffälligkeiten aufmerksam machen, die Eltern noch gar nicht bemerkt haben.

Möchten kleine Kinder zum Beispiel nicht laufen oder ständig getragen werden, sollten Eltern aufmerksam werden. Sprechen Sie Ihren Kinderarzt auf auffällige Verhaltensweisen oder Bewegungsmuster Ihres Kindes an. Fragen Sie auch direkt nach den Symptomen für Krankheiten, die der Kinderarzt noch nicht in Betracht gezogen hat, wie z. B. Rheuma. Denn frühzeitige Behandlung durch Spezialisten kann oft Schlimmeres verhindern.

Fußpflege für Babys und Kleinkinder
Bei Babys ist weniger mehr: Ein Babyfuß muss nur sauber und trocken sein, vor allem in den Zehenzwischenräumen. Zum Trocknen eignet sich ein schwach eingestellter Fön, das ist besser als grobe Frottiertücher zu benutzen, die der empfindlichen Babyhaut schaden können. Babyfüße müssen nicht eingecremt werden, im Gegenteil, Feuchtigkeit in den Zehenzwischenräumen weicht die zarte Haut auf, es können sich Risse bilden, durch die Bakterien und Pilze eindringen. Erst ab dem vierten bis sechsten Lebensmonat bilden sich erkennbare und feste Fußnägel. Überstehende Nagelränder schuppen meist im Strampler von alleine ab. Erst nach einem halben Lebensjahr ist es Zeit, die fest gewordenen Babynägel zu kürzen. Um Verletzungen zu vermeiden, ist es besser, mit einer Sandblattfeile überstehende Ränder vorsichtig abzufeilen. Wird es warm, sollten Eltern den nackten Babyfüßen ihre Freiheit gönnen.

Mit der zunehmenden Mobilität des Kindes wird die **Fuß- und Nagelpflege** schwieriger: Wenn es zappelt oder sogar Angst vor dem Nägelschneiden hat, sollten Eltern dem Kleinen besser im Schlaf die Nägel abfeilen. Auch bei älteren Kindern gilt: Der Fuß muss nach dem Waschen gut abgetrocknet werden, Strümpfe sollten ausreichend lang und luftdurchlässig sein (mind. 75 Prozent Baumwollanteil).

Eltern sollten ihr Kind viel in der Natur barfuß laufen lassen, aber darauf achten, dass es sich nicht verletzen kann. **Fremdkörper** sind mit einer sterilen Pinzette sofort zu entfernen, danach ist die Wunde zu reinigen und die Haut zu desinfizieren. Lässt sich der Fremdkörper nicht entfernen, müssen Eltern die Wunde beobachten oder bei Rötungen und Schwellungen sofort einen Arzt aufsuchen (Gefahr einer Blutvergiftung). Eine Tetanusimpfung sollte selbstverständlich sein.

Das Kindergartenalter (3–6 Jahre)

Der Fuß verändert sich

Kinderfüße unterliegen einem ständigen Wachstum und verändern ihre Form. Ausgehend vom allgemeinen anatomischen Aufbau des Fußes durchläuft der Kinderfuß verschiedene Entwicklungsstadien. Sowohl das Alter, das Geschlecht als auch das Körpergewicht sowie das Schuhwerk beeinflussen den Kinderfuß, wobei die Forscher sich über das jeweilige Ausmaß mitunter nicht einig sind. So finden sich Studien, die den Zusammenhang zwischen Übergewicht bei Kindern und veränderten Fußformen bis hin zu Plattfüßen bestätigten, andere konnten diese Veränderungen nicht ausschließlich am Übergewicht festmachen.

Die Ergebnisse des Kinderfuß-Reports der Universität Potsdam im Januar 2009 zeigten, dass die Füße der Kinder in den vergangenen Jahren breiter geworden sind, dass aber die zunehmende Breite der Füße nichts mit der steigenden Anzahl übergewichtiger Kinder zu tun hat. Eine Erklärung, warum es insgesamt eine Verschiebung der Normalverteilung in Richtung breitere Füße gegeben hat, konnte aufgrund der Datenbasis von 10.000 Kindern nicht gefunden werden. Allgemein gilt: Kleinere Füße sind im Vergleich zu großen Füßen relativ breit.

Der Report wurde vom Deutschen Schuhinstitut und dem Hauptverband der Deutschen Schuhindustrie (HDS) in Auftrag gegeben. Experten hatten dafür über einen Zeitraum von zwei Jahren über 20.000 Kinderfüße verschiedener Altersstufen vermessen — an über 60 Orten in Deutschland und der Schweiz.

Die richtigen Schuhe

Straßenschuhe, Hausschuhe und Gummistiefel gehören zum Kindergarten-Alltag. Bei diesen Schuhen sollten die Größe, die Passform und die Qualität stimmen, aber die Realität sieht anders aus: Sportwissenschaftler Dr. Wieland Kinz (Universität Wien) untersuchte 2001–2003 die Schuhgrößen von 858 Kindergartenkindern im Auftrag des österreichischen Bundesministeriums: 69 % der Kinder trugen zu kurze Straßenschuhe und über 88 % zu kurze Hausschuhe. 2005–2007 folgte eine Untersuchung an Volksschul-Kindern (Alter 6-10 Jahre) im Auftrag des österreichischen Gesundheitsministeriums: 82 % trugen zu kurze Straßenschuhe, 85 % zu kurze Hausschuhe.

Die Forderung vieler Kindergärten an die Kinder, **Hausschuhe** zu tragen, hat eine gute und eine schlechte Seite. Die gute Seite: Der Wechsel von Straßenschuhen zu Hausschuhen ermöglicht dem Fuß ein wechselndes Fußklima. Der Straßenschuh kann lüften, das ist wichtig, denn Feuchtigkeit bietet Nährboden für Fußpilz. Die Kehrseite: Viele Hausschuhe werden nur in mittleren Weiten gefertigt, nach den langjährigen Erfahrungen des Orthopädieschuhmeisters Karl Georg Henkel ist die mittlere Weite für 60 Prozent aller Kinder die falsche: Nach seiner Einschätzung trägt auch heute mehr als die Hälfte aller Kinder unpassende Hausschuhe. Bei

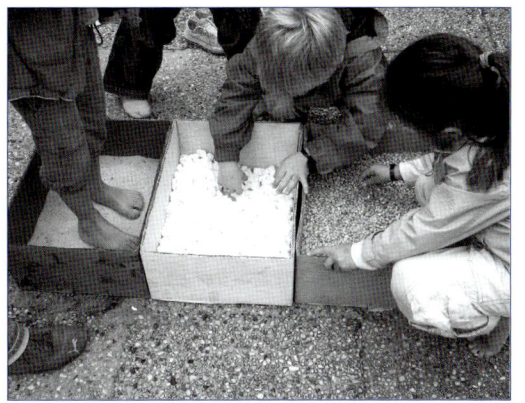

Foto: Petra Zimmermann

Auch der Kindergarten kann „Fußerlebnisse" vermitteln.

der Suche nach geeigneten Hausschuhen sollten also die Passform, die Qualität, die Luftdurchlässigkeit und nicht der Preis das Modell bestimmen.

Einen neuen Weg gehen einige Kindergärten in Liechtenstein. Sie haben die Hausschuhe ganz aus ihren Einrichtungen verbannt, alle Kinder müssen Stoppersocken tragen, die am Wochenende gewaschen und gewechselt werden können. Das erhöht die Fußhygiene und den Tragekomfort.

 Überprüfen Sie die Innenlänge der Hausschuhe Ihrer Kinder mit einer angefertigten Pappschablone oder einem Messgerät (vgl. Seite 40, 44). Auch Stoppersocken sollten lang genug sein und die Zehen nicht einengen!

Zwei Paar gute **Laufschuhe** für jeden Tag reichen aus. Wer wirklich gut sitzende und schöne Schuhe für sein Kind gefunden hat, kann davon gleich ein zweites Paar kaufen – zum Wechseln. Denn auch die kleinsten Füße schwitzen, wenn es warm ist.

Aus modischen Gründen wird leider heutzutage die Schuhspitze bei Kinderschuhen durch Abrundung „verniedlicht": Die Zehen des Kinderfußes sind biegsam und sehr leicht nach allen Richtungen verschiebbar. Zu früh spitz zulaufende Schuhe, zu niedrige Schuhspitzen und dann auch noch zu kurze Schuhe drücken und zwängen die Zehen seitlich, von oben und von vorne. Achten Sie also auf ausreichenden „Vorschubraum" im Schuh (vgl. Seite 34).

Kinderschuhe sollten aber unbedingt eine spezielle Eigenschaft haben. So empfiehlt der Salzburger Orthopäde Christian Klein auf Nachfrage der Autorin (2009): „Sie

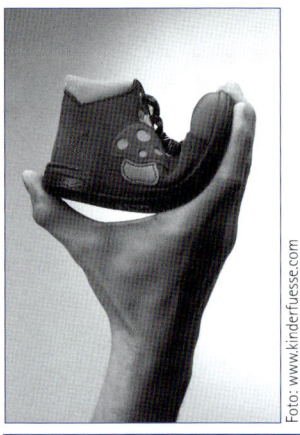

Foto: www.kinderfuesse.com

Mit einem praktischen Handgriff, dem „Flexi-Test", wissen Eltern sofort, ob die Kinderschuhe geeignet sind. Biegen Sie mehrere Modelle mit einer Hand. Biegsame Sohlen sind ein Muss für Kinderfüße.

müssen weich sein und jede Bewegung mitmachen. Die veraltete Einstellung, Kinderfüße bräuchten Halt und müssten gestützt werden, gehört nun endgültig ins Reich der Märchen."

Fußschäden vermeiden

Bis zum dritten Lebensjahr kommt es vor, dass ein Kind einen Fuß oder beide Füße unregelmäßig aufstellt. Die Ursache liegt meist darin, dass die Knochen, Sehnen und Muskeln nicht gleichzeitig, sondern in kleinen Zeitabständen wachsen. Falls diese unregelmäßige Stellung jedoch im dritten Lebensjahr nicht verschwindet, sollten die Eltern einen Orthopäden aufsuchen, da eine angeborene Fehlstellung der Hüfte vorliegen kann.

Knickfüße sind beim Kleinkind normal, später nicht mehr. Normalerweise sollte ein Kind bei seinem Entwicklungssprung ins Kindesalter (zirka mit 5 bis 6 Jahren) gerade auf seinen Beinen stehen. Bis zum Beginn des Zahnwechsels sollten sich die Beine gerade ausgerichtet haben und das Gewölbe im Fuß erkennbar sein, so die Richtschnur für Eltern.

Viele Kinder behalten das knickfüßige Belastungsmuster bei und bauen so ihr Leben auf ein körperlich schiefes Fundament, warnt Dr. med. Christian Larsen (Arzt und Begründer der Spiraldynamik, vgl. Seite 61). Der Knickfuß im Kindesalter wachse sich nicht von alleine aus, so seine Warnung.

Frühe Fußhygiene ist ein Muss

Einmal pro Woche steht die **Nagelpflege** auf dem Programm. Viele Kinder empfinden das Schneiden als unangenehm. Nach dem Baden, wenn die Nägel weicher sind, geht es oft besser. Benutzen Sie eine spezielle Kindernagelschere mit abgerundeten Spitzen und schneiden Sie Fuß- und Fingernägel möglichst gerade ab. Abgerundete Kanten laufen Gefahr ins Nagelbett einzuwachsen (vgl. Seite 55).

Normalerweise besitzen Baby- und Kinderfüße keine Hornhaut. Aber Hornhaut und Schwielen entstehen fast immer durch lang anhaltenden Druck auf die Fuß- oder Zehenhaut, wie z. B. durch zu kurzes und enges Schuhwerk. Als Schutzfunktion vor dem Druck wird die Haut zu einer verstärkten Bildung von Hautzellen angeregt und auf diese Weise verhärtet sich die Haut an den Druckstellen und wird dicker. Hornhaut entsteht aber auch, wenn im Sommer viel auf hartem Boden barfuß gelaufen wird.

Auf natürlichem Weg kann man dieses Problem mit Teebaum-Öl angehen. Drei bis vier Mal täglich die betroffenen Stellen einreiben. Sehr oft lässt sich dann die Hornhaut schon nach drei bis vier Tagen entfernen.

Bitte keine Käsemauken

Wenn im Umkleideraum des Kindergartens wieder dicke Luft herrscht, liegt es oft an den Schweißfüßen der Kleinen. Denn Kinder schwitzen ebenso wie Erwachsene in ihren Schuhen. Der Grund: Sie besitzen genauso viele Schweißdrüsen auf der viel kleineren Hautfläche ihrer Fußsohlen.

Unangenehmer Geruch entsteht, wenn Haut- und Hornhautbakterien den Schweiß zersetzen. Um Käsegeruch und Fußpilz vorzubeugen, brauchen Kinderfüße deshalb viel Pflege - gerade wenn sie häufig in Gummistiefeln stecken, wie das im Kindergarten der Fall ist.

Waschen Sie die Füße Ihrer Kinder morgens und abends, danach gründlich abtrocknen – auch zwischen den Zehen – und eincremen.

Nach der Fußwäsche unbedingt frische Socken anziehen. Dabei darauf achten, dass Ihr Kind nur Baumwollstrümpfe trägt. Wechseln Sie die Socken häufig. Synthetiksocken sind Nährboden für Bakterien. Lassen Sie wann immer möglich, Ihr Kind barfuß herumlaufen.

Achten Sie auf atmungsaktives Schuhwerk im Sommer und im Winter. Wechseln Sie die Schuhe häufig, damit die Innensohlen und das Futter trocknen können. In Lack- und Kunstschuhen sammelt sich schnell Feuchtigkeit. Achten Sie deshalb auf Naturmaterialien. Lüften Sie luftdichte Schuhe täglich aus.

Lauwarme Fußbäder mit Gerbstoffen wie Salbentinktur oder Eichenrindenextrakt sind Mittel gegen Fußschweiß. Auch Cremes mit Aluminiumhydrochlorid (Apotheke) oder gerbstoffhaltigem Puder hemmen die Schweißproduktion.

Barfußlaufen tut gut

Dass Barfußgehen gesund ist, weiß heute jedes Kind. Wie sehr es tatsächlich die Beweglichkeit der Füße fördert, bewiesen österreichische Wissenschaftler und Biomechaniker, die in einem Hightech-Labor der Universität Zürich 2009 tätig wurden. Achtzehn kleine Sensoren klebten die Forscher den 5- bis 7-jährigen Kindern an jeden Fuß. Zwölf Infrarot-Kameras nahmen auf einer Teststrecke ganz genau jede einzelne Bewegung auf – einmal mit Schuhen und einmal barfuß.

Das Ergebnis: In Schuhen beugen sich die Füße der Kinder um mindestens 30 Prozent weniger. Ähnliche Resultate ergaben sich auch bei den vielen anderen Gelenken, die den Kinderfuß mobil machen. Fazit der Wissenschaftler: Barfuß gehen trainiert Kinderfüße optimal! Sie werden beweglicher, kräftiger und damit widerstandsfähiger. Daher empfehlen die Experten allen Eltern: Weg mit den Schuhen so oft es geht! Also möglichst oft barfuß oder mit Stoppersocken laufen, wenn es geht auf natürlichem Untergrund!

 Aber Vorsicht: Wenn schon ein leichter Gewölbeeinfall bei Ihrem Kind festgestellt wurde, lassen Sie es nur auf weichen Böden barfuß laufen! Wer schon Fußschwächen hat und in der Wohnung auf dem Parkett oder dem dünnen Teppichboden barfuß läuft, tut seinen Füßen nichts Gutes.

Training wie minutenlang auf Zehenspitzen laufen, durch die Wohnung hüpfen, rennen, stampfen, auf Fersen balancieren stärkt die Fußmuskulatur. Je freier sich ein Fuß bewegen kann, desto besser. Beim Barfuß-Abrollen werden Bänder und Gelenke gestärkt. Kräftigende Spiele wie „Murmeln oder Papierschnipsel mit den Zehen aufgreifen" sind gute Übungen für den Ausbau des Fußgewölbes. Ein Fühl-Parcours macht die Fußflächen sensibler und stimuliert die Muskulatur ebenso wie sanfte Fußmassagen (vgl. Kapitel „Füße gesund erhalten").

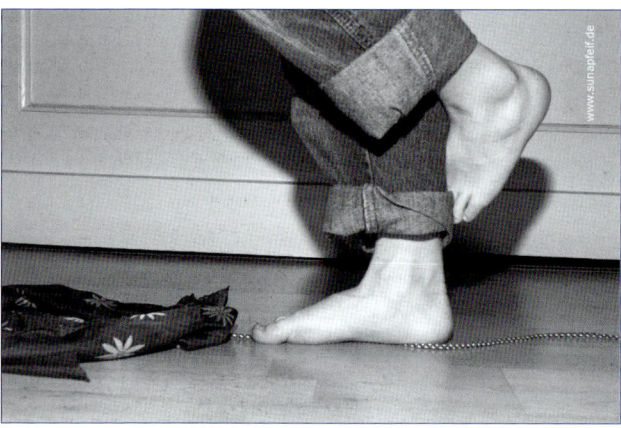

Foto: Suna Pfeif

Training stärkt die Fußmuskulatur. Ein Fühl-Parcours stimuliert die Füße.

Das Grundschulalter (6–10 Jahre)

Die Schule: Viel Sitzen – wenig Gehen

Das heranwachsende Schulkind steht vor einer ungewohnten Herausforderung und muss seinen Weg im Schulalltag finden. Es werden große Anforderungen gestellt, Leistungen erwartet und der äußere wie auch der innere Druck wächst entsprechend.

Sollen die Kinder in der Grundschule Hausschuhe tragen, müssen hier ebenso die Qualität und die Passform im Vordergrund stehen (vgl. Seite 20–21).

Die Kinderfüße einer Altersstufe können erhebliche Unterschiede aufweisen. So unterschiedlich 6-Jährige von der Körpergröße her sein können, so unterschiedlich können auch die Schuhgrößen sein. Manche Kinder tragen mit sechs Jahren Größe 25, manche aber auch schon 34. Der Durchschnitt zu Beginn der Grundschulzeit liegt bei Größe 30. Tendenziell sind Jungenfüße größer und breiter. Kinderfüße in diesem Alter können um zwei bis drei Größen pro Jahr wachsen. Deshalb sollten Eltern am besten alle drei Monate die Schuhgröße im Fachgeschäft nachmessen lassen (vgl. Seite 42).
Bis zur Einschulung sind Knickfüße normal – nachher nicht mehr! Das oft gehörte Argument, dass sich das schon auswachsen werde, stimmt nicht. Der Knickfuß macht zwar keine Beschwerden, aber aus ihm entwickeln sich häufig andere Probleme wie beispielsweise ein Senk-Plattfuß.

Der Körper braucht Bewegung – der Fuß auch!

Kinder brauchen Herausforderungen, Auslauf und frische Luft. Die Realität sieht oft anders aus: Viele Kinder sitzen stundenlang in der Schule, meistens in Kinderzimmern voller Spielzeug, hocken vor dem Fernseher oder dem Computer. Viele Eltern haben kein zusätzliches Geld für Sportvereine oder teure sportliche Hobbys. Ein paar Stunden Sportunterricht reichen nicht aus, um dem Bewegungsdrang von Kindern gerecht zu werden. Kein Wunder also, dass Kinderfüße unter dem Bewegungsmangel leiden: Orthopädische Fußprobleme liegen bei Kindern nach den Pilzinfektionen auf dem zweiten Platz, wie viele orthopädische Untersuchungen belegen.

Wir wissen heute, dass Gehirn und Füße sehr eng miteinander verbunden sind. Unsere Füße sind unser Fundament und das Laufen gehört zu unseren elementaren Bewegungsformen. Und übrigens: Wer sich beim Lernen bewegt, behält den Stoff oftmals besser.

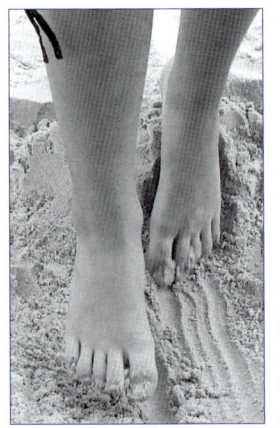

Füße brauchen Luft und Bodenerlebnisse. Barfuß laufen ist wichtig, aber es bringt nicht viel, wenn die Füße dabei nur Parkett, Teppichboden oder englischen Rasen zu fühlen bekommen. Strände, Sandböden, Wiesen und andere unebene Böden trainieren Muskeln, Bänder und Sehnen und verschaffen der Fußsohle Anregungen.

Kinderfüße brauchen Herausforderung, Auslauf und Frischluft, um zu kräftigen Füßen heranzuwachsen.

Für früh geschädigte Kinderfüße sind zwei Wege vorprogrammiert: die Entwicklung zum Senk-Plattfuß oder zum Knickhohlfuß. Beim Senk-Plattfuß wird der Fuß fehl- und überbelastet, beim Hohlfuß wehrt sich die Fußmuskulatur erfolgreich. Früher rangierten die Senk-Plattfüße mit bis zu 40 Prozent vor den Hohlfüßen, heutzutage hat jedes sechste Kind behandlungsbedürftige Hohlfüße.

Als einen neuen Weg in der Fußgymnastik für Knick- und Senkfüße hat der Schweizer Arzt Dr. Christian Larsen die sogenannte „Spiraldynamik" entwickelt. Diese Übungen sollen die Wahrnehmung, die Beweglichkeit und die Kräftigung der Füße fördern.

Schuhmode ist kein Auswahlkriterium

Beim Kauf entscheiden sich Schulkinder mehr für die Optik als für die Bequemlichkeit ihrer Schuhe. Leider gibt es auch Schuhhersteller, die diesen modischen Ansprüchen genügen wollen. So wird oft die Schuhspitze verniedlicht, um die Schuhe optisch attraktiver zu machen. Aber spitz zulaufende Schuhe, zu niedrige Schuhspitzen und dann auch noch zu kurze Schuhe drücken und zwängen die Zehen seitlich, von oben und von vorne.

Bestehen Sie als Eltern auf das Tragen gesunder und fußgerechter Schuhe. Überzeugen Sie Ihr Kind von der Wichtigkeit gesunder Füße und der Gefahr durch falsche Schuhe.

Lassen Sie Ihrem Kind zwischen Modellen, die fußgerechten Kriterien entsprechen und gleich gut passen, freie Wahl. Das verstärkt die Bindung an die „eigenen (gesunden) Schuhe". Spätestens bei langen Fußmärschen, bei denen die Klassenkameraden über Blasen oder Schmerzen klagen, weiß Ihr Kind: Meine Eltern hatten recht! Und trägt mit voller Überzeugung seine passgerechten und gesunden Schuhe.

Sportschuhe sind keine Dauerbrenner

Als Schuhe für den ganzen Tag sind Sportschuhe nicht gemacht. Sie werden bewusst zu kurz und knapp konstruiert, damit der Fuß in seiner Bewegung eine bessere Kontrolle im ganzen Schuh bekommt. Kaufen Eltern Sportschuhe mit Zugabe, weil das Kind sie ganztags tragen will, kann es Probleme beim korrekten Sitz in den Fersenbereichen geben. Denn wenn eine Zugabe eingerechnet wird, stimmen die Proportionen vom Vor- und Rückfuß nicht mehr. Kaufen Sie stattdessen Straßenschuhe im sportlichen Stil.

Da sich der Kinderfuß in seiner Anatomie und Belastbarkeit deutlich vom Fuß des Erwachsenen unterscheidet, sollten Kindersportschuhe ein spezielles Anforderungsprofil erfüllen: Im Kleinkindalter sollte der Sportschuh analog dem flexiblen Kinderfuß weich gestaltet sein. Die geringen Kräfte bei der Sportausübung machen eine Dämpfung überflüssig. Im Schulalter erreicht das Bindegewebe zunehmend Stabilität. Erst wenn Kinder regelmäßig und vermehrt in Turnhallen Sport betreiben, kommt der Dämpfung im Sportschuh eine gewisse Bedeutung zu, denn Hallenböden sind für die Biomechanik und das Gewicht von Erwachsenen ausgelegt. Gleichzeitig sind passende mechanische Reize für Kinderfüße notwendig, damit sich Knochen und Muskulatur entwickeln können.

Vom Kind zum Jugendlichen

Die körperliche Entwicklung und ihre Folgen

Die Hauptentwicklung des heranwachsenden Kindes zum Jugendlichen findet normalerweise ab dem 10. Lebensjahr statt. Es beginnt das Heranwachsen zur Erwachsenengröße. Die vorpubertären Wachstumsschübe zwischen acht und zwölf Jahren setzen hier fast immer bei den Mädchen früher ein, während das Wachstum der Jungen langsamer verläuft.

Wachstumssprünge der Füße von zwei bis drei Größen innerhalb eines halben Jahres sind möglich. Diese Wachstumsschübe können dazu führen, dass Schuhe nach acht bis zehn Wochen zu klein sind. Beide Füße sollten entsprechend häufig nachgemessen werden.

Untersuchungen stellten fest, dass die Fußdimensionen allgemein bei Mädchen ab dem Alter von 13 Jahren unverändert bleiben, während sie sich bei Jungen noch bis zum Alter von 18 Jahren wandeln können. Erst ab dem 12. Lebensjahr zeigen sich eindeutige Unterschiede in der absoluten Fußlänge. 98 % der Mädchenfüße sind mit 12 bis 13 Jahren ausgewachsen, 98 % der Jungenfüße mit 15 Jahren, hat der Kinderarzt Erne Maier in seinen früheren Untersuchungen herausgefunden. Der Grund sei, dass sich die Wachstumsfugen der Füße dann geschlossen hätten (vgl. Maier/Killmann, 2003, S. 71f). Ausnahmen bestätigen natürlich auch hier die Regel.

Der Fuß wächst bis zu diesem Alter kontinuierlich und bleibt schließlich hinter dem Körperlängenwachstum zurück. So ist der Fuß in der Lage, das während der Pubertät rasch zunehmende Körpergewicht zu tragen und zu bewegen. Da die Schmerzempfindlichkeit in diesem Alter immer noch geringer ist als in späteren Jahren, zeigen sich erst nach Ende der Hauptentwicklung die Schäden am Fuß, die unpassende Schuhe verursacht haben. Aber dann lassen sie sich nur noch schwer oder gar nicht mehr korrigieren.

Teenager werden erfahrungsgemäß immer länger und schlanker. Das gilt auch für die Füße: In den 1970er Jahren wurden Kinderschuhe bis Größe 41, Anfang der 1980er bis Größe 43 und in den 1990er Jahren schon bis Größe 45 angefertigt. Leider gibt es in Deutschland zu wenige oder gar keine schmalen Schuhe der Weite 1, was angesichts dieser Größenentwicklung der Füße notwendig wäre.

Hinzu kommen auch die ersten Fehlhaltungen des gesamten Körpers. Viele Teenager haben bereits Haltungsprobleme, zum Teil weil sie nicht auf eine gerade Körperhaltung achten, zum anderen weil mancher Teenager eine lauernde schlurfende Gangart für „cool" hält. Rundrücken, Hohlkreuzhaltung, einwärts gedrehte, durchgedrückte Knie gepaart mit Knicksenk- oder Knickhohlfüßen fallen bei vielen Jugendlichen auf. Den eigenen Körper aufzurichten und ihre Muskulatur zu stärken ist für viele Teenager kein Thema. Vermehrte Leistungsanforderungen durch Schule und Freizeit machen sich auch körperlich bemerkbar.

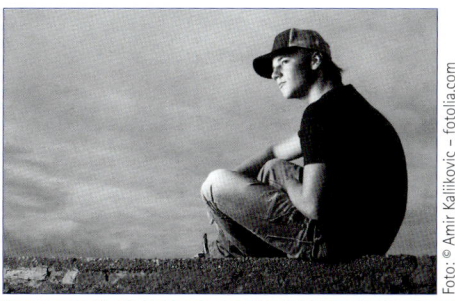

Foto: © Amir Kaljikovic – fotolia.com

Teenager mit schlaffer Körperhaltung

Ruiniert jede Schuhmode die Füße?

Den Füßen droht die „Teenagerschuhmode": vorne eng oder spitz, hinten hoher Absatz, rundum luftundurchlässige Synthetik. Diese topmodischen „Haftbedingungen" für Ferse und Zehen ruinieren die Füße langfristig. Dazu kommt, dass die Größenauszeichnung oft nicht stimmt und der Ballenpunkt nach vorne zu kurz ist. Die Folge ist: Die Füße werden gestaucht. Aber Schuhmode ist nicht gleich Schuhmode:

- **Pumps** (von High Heels spricht man ab einer Absatzhöhe von zehn Zentimetern) verleihen jedem Mädchen und jeder Frau optisch längere und schlankere Beine. Aber als Faustformel gilt: Je höher und dünner der Absatz, desto mehr schadet er den Füßen und den Gelenken. Für die Füße bedeuten die hohen Schuhe eine Qual, weil bis zu 80 Prozent des Körpergewichts auf den vorderen Fußballen lasten. Das überfordert Sehnen und Zehengelenke und führt, meist schon nach kurzer Zeit, zu Schmerzen im Vorderfuß. Der Rest des Körpergewichts verteilt sich auf einen minimalen Bereich der Ferse. Im Fall von Stilettos ist das höchstens ein halber Quadratzentimeter. Diese maximale Last auf einem minimalen Bereich kann zu Schmerzen und Schwellungen führen. Es ist also besser, Pumps nur für kurze Zeit zu tragen und danach die Füße mit Fußgymnastik zu stärken.

„Bis Mädchen 14 Jahre alt sind, sollten Schuhe mit Absätzen absolut tabu sein", warnt der Kieler Orthopäde Dr. Christian Schwartzkopf auf Nachfrage der Autorin (2009), „der Fuß ist noch im Wachstum, deswegen darf es keine Überlastung im Vorfußbereich geben. Passiert das häufiger, können sich die Fußknochen verformen."

Hohe Absätze können die Knie- und Hüftgelenke sowie die Wirbelsäule schädigen. Denn sie verändern die natürliche Position der Gelenke. Die Wirbelsäule steht im Hohlkreuz, die gesamte Körperstatik kommt aus dem Lot. Hinzu kommt, dass sich die Wadenmuskulatur verkürzt. Auf Dauer kann es dazu führen, dass es schmerzhaft wird, falsche Schuhe zu tragen. Außerdem ist die Sturzgefahr auf dünnen Absätzen sehr hoch. Breite hohe Absätze sind also etwas günstiger, das Gewicht verteilt sich auf eine größere Fläche, und die Trägerin steht stabiler.

- Hoch und trotzdem bequem sind **Schuhe mit Keilabsätzen.** Das Gewicht verteilt sich einigermaßen gleichmäßig auf den gesamten Fuß. Aber für den Dauereinsatz sind auch diese Absätze nicht geeignet, denn sie bringen die Gelenke in die ungünstige Schräglage. Im Alltag also besser auf flacheres Schuhwerk setzen oder auf Miniabsätze mit höchstens dreieinhalb Zentimetern Höhe.

- **Zehensandalen,** besser bekannt als Flip-Flops, haben in den letzten Jahren die Straßen erobert. US-Amerikanische Wissenschaftler stellten fest, dass Flip-Flop-Träger anders gehen. Die Füße haben in den Zehensandalen keinen festen Halt, deshalb fängt der Mensch automatisch an zu schlurfen und rollt die Füße nicht richtig ab. Einziger Vorteil: Die Füße werden in Zehensandalen gut belüftet und die Zehen haben viel Platz. Dass Flip-Flop-Träger oft die Zehen zusammenkrallen, um die Schuhe halten zu können, sieht mancher Fußspezialist positiv, denn dabei würde die Fußmuskulatur aktiviert. Zum Dauertragen sind diese Zehensandalen nicht geeignet.

- **Spitz zulaufende Schuhe** verlängern optisch das Bein. Solange die Schuhspitze nur eine Attrappe ist und die Zehen genug Platz haben, ist auch nichts gegen diese Schuhmode zu sagen. Wenn die enge Schuhspitze aber den Vorderfuß und die Zehen quetscht, kann das zu schmerzhaften Rötungen, Hühneraugen und Krallen- oder Hammerzehen führen. Besonders der Großzeh leidet in der Zwangshaltung. Wer solche Schuhe häufig trägt, riskiert eine dauerhafte Fußdeformation (Hallux valgus, vgl. Seite 54). Oft dauert es Jahre, bis sich solche Fußprobleme entwickeln, werden diese zu spät erkannt und nicht rechtzeitig behandelt, kann nur noch eine Operation helfen.

- Viele Mädchen und Frauen lieben es, **Ballerinas** zu tragen. Sie passen zu Hosen und Röcken, sind flach und bequem. Voraussetzung ist allerdings, dass sie richtig passen. Sind sie zu groß, entstehen Reibungsflächen an der Ferse, was zu Abschürfungen oder schmerzhaften Blasen führen kann. Frauen mit breiteren Füßen sollten darauf achten, dass ihre Großzehe nicht von vorne gestaucht und die anderen Zehen nicht gequetscht werden. Ansonsten drohen auch bei diesen flachen Schuhen Rötungen und Hühneraugen oder Zehenfehlstellungen wie Hallux valgus, Krallen- oder Hammerzehen. Besser ist es, Ballerinas mit Gummibandhalterung zu tragen. Positiv ist der „Bodenkontakt" durch die dünnen Sohlen.

- An „**Crocs**" (ursprünglich: Kultmarke aus den USA) scheiden sich die Geister – die einen lieben sie, die anderen verabscheuen sie. Die bunten Plastikpantoffeln sind leicht und bequem, vor allem wegen des Fußbetts. Für stark schwitzende Füße sind diese Plastikschuhe nicht zu empfehlen, denn Plastik kann, im Gegensatz zu Leder, keine Feuchtigkeit aufnehmen. Und Fußpilzerreger lieben ein feucht-warmes Klima. Größte Vorsicht ist geboten mit sehr billigen Pantoffeln, deren Plastik gesundheitsgefährdende Stoffe enthält. Weiterhin haben sie eine isolierende Wirkung, dadurch kann sich der Träger elektrostatisch aufladen und empfindliche Geräte stören.

- Kinder schwitzen an den Füßen genauso viel wie Erwachsene, deshalb sollten **Sportschuhe** aus atmungsaktivem Material (wie z. B. Mesh, Membranen) bestehen. Dadurch kann der Schweiß nach außen transportiert werden und die Füße fühlen sich nicht nass an. Der normale Kinderfuß braucht keine Längs- oder Quergewölbestützen im Sportschuh. Auch Sporteinlagen sind nicht notwendig. Anders ist dies natürlich, wenn Fußerkrankungen vorliegen. Hier kann durch Einlagen lenkend auf das Wachstum eingewirkt werden.
Als Schuhe für den ganzen Tag sind Sportschuhe aufgrund ihres Aufbaus nicht gemacht. Kaufen Eltern Sportschuhe mit Zugabe, weil das Kind sie ganztags tragen will, kann es Probleme beim korrekten Sitz in den Fersenbereichen geben. Denn wenn eine Zugabe eingerechnet wird, stimmen die Proportionen vom Vor- und Rückfuß nicht mehr.

Mit 15 Jahren haben Bindegewebe und Beweglichkeit des Fußes Erwachsenenwerte erreicht, sodass Teenager in diesem Alter auch zu Sportschuhen für Erwachsene greifen können.

Was Teenie-Füßen gut tut

Mädchen sollten hohe Schuhe nur vorübergehend tragen, am besten sie wechseln möglichst oft Schuhe und Absatzhöhe. Morgens in flachen Schuhen zur Schule gehen, mittags auf einen kleinen Absatz umsteigen und nur abends zum Ausgehen Pumps oder High Heels tragen. Auf größeren Fußmärschen oder während eines langen Arbeitstages freuen sich Füße hingegen über bequeme, gut sitzende Schuhe mit einem kleinen, drei bis vier Zentimeter hohen Absatz. Dabei wird der Ballen geschont, auf dem sonst das ganze Körpergewicht lastet, und die Zehen haben genügend Raum, damit sie nicht in der Enge übereinander geschoben werden. Wer in seinem Ausbildungsberuf Pumps tragen muss, sollte seinen Füßen in der Freizeit flache Schuhe und häufiges Barfußgehen gönnen.

Auch Jungen sollten nicht dauerhaft dieselben Schuhe tragen. Modell und Material sollten wechseln, um das Fußklima zu verbessern. Wenn Schuhe aus Synthetik oder anderen Materialien über Tag getragen werden, sollten sie öfter mit Lederschuhen ausgetauscht werden.

Ein warmes Fußbad hilft gegen schmerzende Füße. Anschließend gut eincremen, am besten jeden Abend vor dem Schlafengehen. Auch eine Fußmassage wirkt entspannend.

Sport ist Mord?

Im Teenageralter fangen viele Jugendliche an, sich längerfristig für bestimmte Sportarten zu interessieren. Wählt ihr Kind den Laufsport, müssen Eltern beim Kauf von Laufschuhen einiges beachten. Die Erkenntnisse der Biomechanik (Dämpfen – Stützen – Führen) haben die Konstruktion moderner Laufschuhe beeinflusst, doch leider sind die Verletzungszahlen bis heute nicht zurückgegangen.

Generell sollten Sie Laufschuhe in einem ausgewiesenen Fachgeschäft mit breitem Sortiment, kompetentem Personal, einem Laufband mit Videoanalyse und Fußvermessungssystem kaufen. Wichtig ist auch guter Service wie zum Beispiel ein Rückgaberecht, wenn der Schuh doch nicht optimal sein sollte. Generell entscheidet der Laufstil über die Auswahl des Laufschuhs, deshalb wird eine Bewegungsanalyse durchgeführt. Heute spielt nicht mehr die Dämpfung die wichtigste Rolle, sondern die Passform des Laufschuhs. Nur so viel Stabilität und Dämpfung wie nötig, heißt das Motto! Die Laufschuhe sollten abends mit ausreichendem Zeitpensum gekauft werden. Die alten Laufschuhe, die Laufsocken und eventuelle orthopädische Einlagen sollten mitgebracht werden.
Aber auch für andere Sportarten ist die Wahl des optimalen Sportschuhs entscheidend. Ohne fachliche Beratung sollten Eltern hier nicht tätig werden.

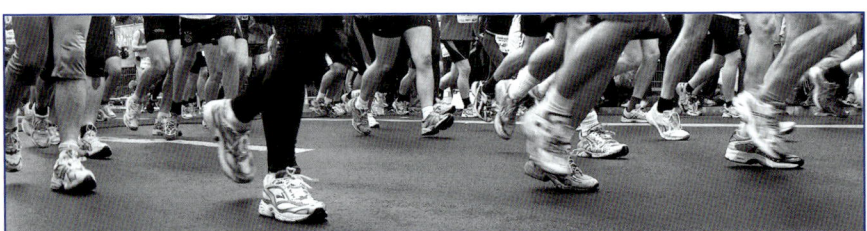

Foto: Archiv - Der Fuß

Die Auswahl an durchdachten Laufschuhen ist groß, aber jedes Modell erfüllt andere Ansprüche. Deshalb kaufen Sie nicht ohne Fachberatung!

Passende Schuhe sind das A und O

Die Lauflernschuhe

Die ersten Schuhe (Lauflernschuhe) sollten leicht und absolut flexibel im Ballen-drehpunkt sein. Orthopädieschuhtechniker empfehlen für harte ebene Böden feste Hinterkappen, die dem Fuß beim Aufsetzen die nötige Führung geben. Niedrige breite Sohlen sind notwendig, um eine gesunde Entwicklung zum Stehen und Laufen zu gewährleisten. Knöchelhohe Stiefel sind kein Muss, sie können aber das Vor-rutschen der Füße in die Schuhspitze verhindern und schützen die Sprunggelenke. Nach zwei bis drei Monaten sollte die Passform der Schuhe überprüft werden.

Der Babyspeck sollte nicht eine breitere Fußform vortäuschen, denn zu breite Schuhe geben nicht genügend Halt, der Fuß rutscht im Schuh nach vorn: Der Schuh erscheint zu groß, obwohl er eigentlich zu weit ist. Dann machen viele Eltern den Fehler und kaufen zu kurze Kinderschuhe.

Die Krux bei Kinderschuhen

Leider produzieren nicht alle Kinderschuhhersteller kindgerechte und gesunde Schuhe. Die Herstellerzahl hat sich in den letzten Jahrzehnten in Europa verviel-facht. Nach Angaben des Bundesverbands des Deutschen Schuheinzelhandels kommt heute jeder zweite in Deutschland angebotene Schuh aus Ostasien. Hierbei handelt es sich – gerade bei Billigangeboten – oft um Schuhe, die fernab stan-dardisierter Konstruktionsrichtlinien hergestellt werden und vermutlich in den wenigsten Fällen „fußgerechten" Kriterien entsprechen.

Kinderschuhe sind keine Erwachsenenschuhe im Miniaturformat. Durch eine fußgerechte Schuhgestaltung, die die kindlichen Fußstrukturen und das Gangbild berücksichtigt, soll dem Kinderfuß im Schuh möglichst viel Bewegungsfreiheit gelassen werden.

Die Realität sieht mitunter anders aus: Oft wird aus modischen Erwägungen der Leisten im Bereich des Vorfußes gekürzt. Damit erscheint der Schuh von oben und vorne kleiner („püppiger"), als er eigentlich ist und gefällt dem Träger oft besser. Durch diese Verkürzung werden jedoch die Zehen von vorne gestaucht. Die Stau-chung des Fußes von vorne durch zu kurze Schuhe oder zu große Schubbewegung ist noch verhängnisvoller als die Pferchung von der Seite und hindert die Zehen daran, die Abstoßphase beim Gehen aktiv zu unterstützen.

Die Passform entscheidet

Schuhe haben an Kinderfüßen eigentlich nur eine Schutzfunktion. Halt und Stütze braucht der Fuß nicht. Der optimale Schuh passt sich der Bewegung des Fußes an, nicht anders herum.

Die Grundlage späterer Fußprobleme wird meist schon im Kindesalter gelegt. Denn die Schuhe dürfen für die weichen, formbaren Kinderfüße weder zu klein noch zu groß sein. Der Kinderfuß kann sich gut entwickeln, wenn die Füße nach Länge und Weite richtig „beschuht" werden, eventuell können orthopädische Hilfen die Besonderheiten der Kinderfüße ausgleichen (siehe Kapitel „Pro und Kontra Einlagen").

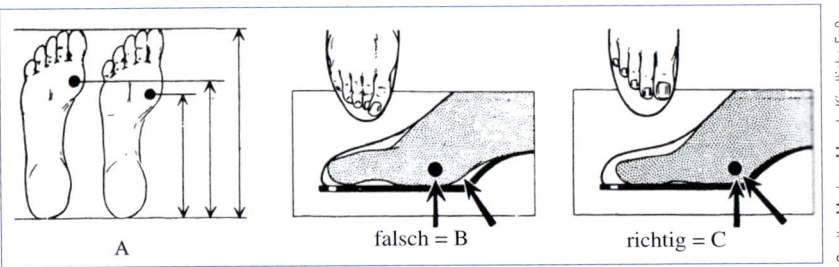

A   falsch = B   richtig = C

Quelle: Marlene Mauch, Kindliche Fuß-morphologie (Dissertation). VDM-Verlag, 2007, S. 27

Hat der Fuß noch genügend Vorschubraum, stimmt der Ballenpunkt des Fußes mit dem Ballenpunkt des Schuhes überein, nur so kann der Fuß funktional abrollen.

Die Passform eines Schuhes ist das A und O. Folgende Kriterien müssen dabei beachtet werden:

- Ballendrehpunkt des Fußes und Ballenpunkt des Schuhes müssen übereinstimmen, d.h. der Biegepunkt des Fußes stimmt mit dem Biegepunkt des Schuhs überein (C).
- Die Zehen haben ausreichend Raum nach vorne (Schubraum) (C).
- 2/3 des Schuhes (Ferse und Mittelfuß) müssen schmal sein („Goldener Schnitt").
- Der Vorfuß (1/3) muss ausreichend lang und breit sein.
- Der Zuwachsraum sollte zirka 15 mm betragen.

Der Innenschuh muss mindestens einen Zentimeter länger sein als der Fuß, empfohlen wird eine Zugabe von 12 bis 15 mm. Allerdings ist die Zugabe bei den weichen Füßen der Kleinkinder größer als bei den eher rigiden Füßen der älteren Kinder. Der freie Raum vor den Zehen sollte auch immer eine Wachstumsreserve beinhalten.

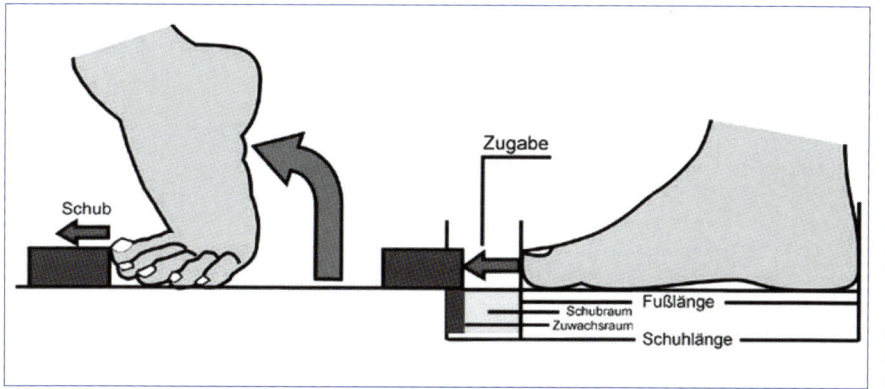

Quelle: Deutsches Schuhinstitut

Schub- und Zuwachsraum

! Rat an die Eltern:
Kaufen Sie Schuhe für Ihre Kinder immer in den Nachmittags- oder Abendstunden. Dann ist die Gefahr geringer, dass die Schuhe in einer zu kleinen Größe gekauft werden. Denn durch das Laufen und Stehen im Laufe des Tages lagern die Füße etwas Wasser ein und können um eine Schuhgröße „wachsen".

Neben der Länge spielt auch die richtige **Weite des Schuhs** im Ballenbereich eine wichtige Rolle, da sie den Sitz am Fuß bestimmt und verhindert, dass der Fuß beim Abrollen nach vorne in die Schuhspitze hineinrutscht. Es ist jedoch nicht nur die Ballenweite zu berücksichtigen, sondern auch die Fußtaille im Mittelfußbereich, die möglichst schmal sein sollte, um dem Fuß ausreichend Halt zu geben. Dieses Taillenmaß liegt zirka 1 bis 1,5 cm rückwärts vom Ballenmaß an der schwächsten Stelle des Fußes.

Die Sohle sollte so flexibel wie möglich sein, durch Drehen und Verbiegen lässt sich die Flexibilität eines Schuhs prüfen. Spitz zulaufende Schuhe mit wenig Freiraum für kleine Zehen sind also ein absolutes Tabu, denn der Zehenraum sollte breit und hoch genug sein. Beim weichen geschmeidigen Außenmaterial ist darauf zu achten, dass es atmungsaktiv, feuchtigkeitsabweisend oder wasserdicht ist. Hochwertiges Leder oder Gore-Tex-Materialien sind hier erste Wahl. Gummistiefel oder Lackschuhe sollten nur kurz getragen werden.
Zusätzlich muss auf die Höhe der Außenkante geachtet werden, denn ein niedriger Rist kann auf dem Fußrücken einen unangenehmen Druck erzeugen und unter Umständen die Wölbung des Fußes beim Abrollen beeinträchtigen. Auch der Schaft darf nicht zu hoch sein, um der Sprunggelenkmuskulatur nicht zu schaden.

Für kleine Kinder sind Schnürschuhe immer von Vorteil, sie bieten oft mehr Halt und Stabilität. In der Schule bevorzugen viele Kinder (und Lehrer!) Klettverschlüsse. Dabei sollten die Eltern darauf achten, dass das Kind lernt, die Klettverschlüsse stramm zu ziehen und dass der Fuß im Klettschuh nicht schlackert.

Materialien bei Kinderschuhen

Leder bietet den besten Wärme- und Nässeaustausch, es hat eine hohe Flexibilität und Dehnbarkeit und ist strapazierfähig. Früher bestand der Schuhboden aus Brand-, Zwischen- und Laufsohle aus Leder, heute werden Brand- und Laufsohle zunehmend aus Synthetik gefertigt, was Kinderschuhe rutschfest macht. Zwischensohlen gibt es eher selten.

Beim Hinweis „Obermaterial echt Leder" sollten Eltern wissen, dass es dabei große Qualitätsunterschiede gibt: Beim Leder ist die Sorgfalt bei der Verarbeitung und die Gerbungsdauer entscheidend für die Qualität. Je länger die Tierhaut gegerbt wird, umso hochwertiger ist sie in der Regel. Dicke Häute werden gespalten, wobei der dem Körper zugewandte Teil der schlechtere und billigere Teil ist. Stark eingefärbt kann man ihn optisch nicht unterscheiden, er ist aber minderwertiger und nur eingeschränkt atmungsaktiv. Wird als Innenfutter zusätzlich noch Synthetik verarbeitet, wird die Fußfreundlichkeit des Leders unterbunden. Trotzdem darf diese Kombination mit dem Vermerk „echt Leder" ausgezeichnet werden.

Regelmäßige Untersuchungen von Lederschuhen auf Schadstoffe gibt es nicht, bisherige Testergebnisse bescheinigten preisgünstigen Discountschuhen teilweise hohe Belastungswerte. Da man als Verbraucher keine Prüfkriterien hat, hilft es lediglich auf ungefärbtes Innenfutter zu achten.

Üblicherweise wird beim industriellen Gerben heute Chrom (III)-Sulfat als Gerbstoff eingesetzt. Das gesundheitsbedenkliche Chrom (VI) gelangt über bestimmte Gerbverfahren in die Lederhäute. Durch komplexe chemische Vorgänge kann es während und sogar nach der Chrom-Gerbung zur Entstehung des Chrom (VI) kommen. Bei empfindlichen Menschen können schon kleinste Mengen im Leder eine allergische Reaktion auslösen. Nach Auffassung des Bundesamtes für Risikobewertung (BfR) sollten daher Lederwaren, die mit der Haut in Kontakt kommen, überhaupt kein Chrom (VI) enthalten. Soweit die Theorie ...

Im Gesetz über den Verkehr mit Lebensmitteln, Tabakerzeugnissen, kosmetischen Mitteln und sonstigen Bedarfsgegenständen (Lebensmittel- und Bedarfsgegenständegesetz – LMBG) sind der zulässigen Belastung von Leder enge Grenzen gesetzt. Auch ausländische Hersteller müssen theoretisch diese LMBG-Richtlinien erfüllen, aber oft fallen Importmodelle bei Stichproben negativ auf.

Deutsche Schuhfirmen, die WMS-Schuhe für Kinder herstellen (Weiten-Maß-System vgl. Seite 38f), haben sich den allgemeinen WMS-Richtlinien verpflichtet, die aber lediglich von „fußfreundlichen Materialien" sprechen. Einzelne WMS-Firmen haben laut eigener Aussage sehr hohe Prüfanforderungen an ihre Materialien und lassen ihre Schuhmaterialien testen (info@pfi-pirmasens.de). Leider sind die Prüfergebnisse nicht öffentlich zugänglich! In vereinzelten Tests fiel aber noch kein WMS-Schuh auf, bescheinigt Konrad Weißler vom Deutschen Schuhinstitut auf Anfrage der Autorin (2009). Andere Kinderschuhhersteller sollten Eltern direkt kontaktieren, um zu erfahren, welche Anstrengungen die Firmen unternehmen, um fußfreundliche Materialien zu verwenden.

Bei der Zeitschrift „Öko-Test" fanden die Prüfer im August 2008 in Kinderturnschuhen jede Menge Schadstoffe. 18 Kinderturnschuhe, darunter Marken- und Discounterprodukte, wurden von verschiedenen Laboren auf Passgenauigkeit, Materialqualität und Schadstoffe getestet. Sowohl bei der Passgenauigkeit als auch bei Materialqualität und Inhaltsstoffen wiesen viele Produkte erhebliche Mängel auf. Das Gesamturteil war dementsprechend: Sieben Schuhe erhielten als Bestnote gerade ein „befriedigend". Fünf Produkte fielen mit „ungenügend" oder „mangelhaft" durch (www.oekotest.de, Suchwort Kinderschuhe).

Von der Lederherstellung bis zur Fertigstellung eines Schuhes werden Gerb-, Farb-, Konservierungs-, Hilfs- und Klebstoffe verwendet. Ein aussagekräftiges Gütesiegel gibt es noch nicht und jeder Hersteller hat eigene Schwerpunkte.

Öko-Schuhe für Kinder?
Der ökologische Anspruch vieler Verbraucher an ihre Kleidung hält auch im Schuhmarkt Einzug. Im direkten Vergleich legt jeder Schuhhersteller den Fokus auf andere ökologische Aspekte, beispielsweise artgerechte Tierhaltung, faire Rohstoffgewinnung, pflanzen- oder mineralisch gegerbtes Leder oder den Einsatz von Kläranlagen, faire Bezahlung von Mitarbeitern, den Verzicht auf Chemikalien oder Umweltschutz. Leider muss der Verbraucher selbst herausfinden, welcher Hersteller welche Öko-Bedingungen erfüllt, da es keine einheitlichen Richtlinien gibt. Die grüne EU-Blume, das europäische Umweltsiegel, hat sich noch nicht durchgesetzt und ist auf dem Schuhmarkt eine echte Rarität (www.eco-label.com). Öko-Schuhe sollten möglichst langlebig sein und sich gut reparieren lassen. Die Haltbarkeit der Materialien, die Herkunft und die Bearbeitung des Leders sind hier weitere relevante Kriterien. Für die Gerbung ökologischer Schuhe werden zum Teil pflanzliche Gerbstoffe aus verschiedenen Pflanzenteilen verwendet. Aber in über 90 Prozent der Fälle wird mit Chrom gegerbt, da es billiger ist und das Leder widerstandsfähiger macht. Laut Aussage einiger Hersteller wird das Chrom nach-

träglich wieder entfernt, sodass keine Rückstände zurückbleiben würden. Meist werden umweltverträgliche synthetische Farbstoffe eingesetzt.

Ökoprodukte erkennt man auch an den Sohlen und dem Fußbett. Für die Sohlen wird Leder (z. B. bei Riemchenschuhen), Naturlatex oder Kautschuk (z. B. bei Turnschuhen), Holz oder Kork (z. B. bei Hausschuhen) verwendet. Für das Innenleben eignen sich unter anderem Leder, Kork oder Ökobaumwolle (z. B. bei Ballerinas).

Schuhgröße: nicht drin, was draufsteht!
Das Problem bei Kinderschuhen in Europa liegt darin, dass im Schuh nicht drin ist, was außen draufsteht. Die Krux steckt im System. Zwar gilt in Europa in der Regel das alte französische Maß von 6,6 Millimetern Differenz pro Schuhgröße. Nur: Die Hersteller müssen sich nicht an diese Werte halten.

Unverständlich ist auch, dass es die EU bis heute nicht geschafft hat, eine gesetzliche Norm für Schuhgrößen zu schaffen. Obwohl seit Jahren bekannt ist, dass die auf den Schuhkartons angegebenen Größen sehr oft nicht stimmen. Diese Norm müsste zwingend vorschreiben, dass die Regel „Schuhgrößennummer mal zwei Drittel gleich Schuhinnenlänge in Zentimetern" eingehalten wird. Aber die Innenlänge weicht von dem ab, was als Schuhgröße auf der Schachtel angegeben ist. Mancher Schuh im Laden ist um bis zu vier Schuhgrößennummern kleiner, als die Aufschrift besagt. Bislang hat erst ein Hersteller auf diesen Missstand reagiert: Die kleine Firma Cangorino stellte als erster Anbieter die Größen von Nummern auf Millimeter um.

Größenmessen im Schuhfachhandel
WMS (Weiten-Maß-System) ist ein Gütezeichen, das in deutsch-österreichischer Zusammenarbeit in den Jahren 1969 bis 1972 erstellt wurde und noch heute gültig ist. Dieses Gütesiegel rief der Bundesverband der Deutschen Schuhindustrie ins Leben. Es dient einer Reihe von namhaften Schuhherstellern als Maßstab für geprüfte Qualitätsstandards und kinderfußgerechte Passform. Hierzu gehört auch die Prüfung auf Schadstoffe oder die Verarbeitung atmungsaktiver Materialien. WMS-Schuhe vertreiben zum Zeitpunkt der Drucklegung dieses Ratgebers die Marken Bause, Däumling, Elefanten, Kanz, Superfit, Richter und Ricosta. Als gemeinsame Einrichtung von Industrie und Handel wirbt das Deutsche Schuhinstitut Offenbach für dieses System.

WMS berücksichtigt Parameter wie Großzehenhöhe, Ballenpunkte, Groß- und Kleinzehenwinkel. Die WMS-Fußmessgeräte messen Kinderfüße ohne Schuhe und im Stehen und ermitteln eine kombinierte Größe aus Länge und Weite, bei der die Zugabe zum Wachsen und ein Abrollen der Füße berücksichtigt sind. Die Messwerte sind nur auf WMS-Schuhe übertragbar. Das System unterscheidet drei Größen:

W = weit (für breite Füße)
M = mittel (für mittelkräftige Füße)
S = schmal (für schlanke Füße)

In entsprechenden Seminaren können Schuhverkäufer üben, wie WMS-Kinderschuhe anhand der ermittelten Messungen richtig anzupassen sind. Dabei wird auch berücksichtigt, dass bestimmte Fußtypen nicht alle Schnitte oder Verschlusslösungen tragen können, so die Auskunft des Deutschen Schuhinstitutes. Unter www. wms-schuh.de/wo.html können Eltern nach Postleitzahlen sortiert Fachhändler mit WMS-Angebot suchen. Speziell für Kleinkinder wurde das WMS-Babyfuß-Messgerät entwickelt, es kann im Stehen als auch im Sitzen messen.

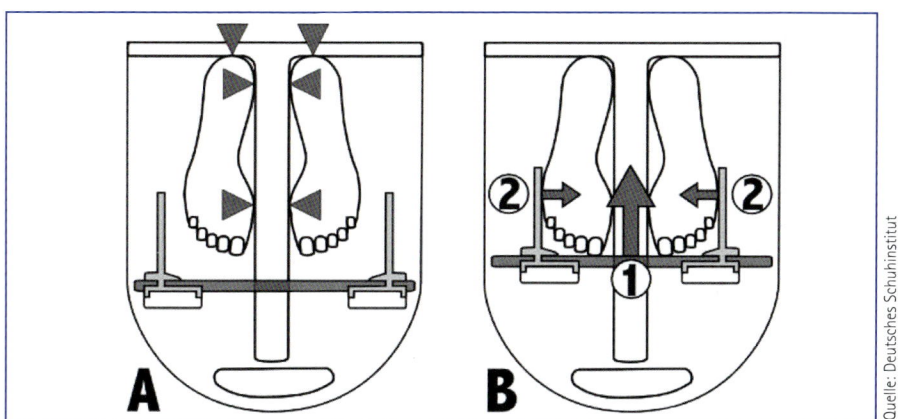

Quelle: Deutsches Schuhinstitut

So werden die Füße in einem WMS-Fußmessgerät gemessen: Die Längenmessung wird vom Fersenanschlag bis zum Zehenanschlag vorgenommen; die mediale Fußseite steht bündig zum Mittelbalken.

Fußscanner nutzen

Die Schuhkette Reno ließ 2005 vom Universitätsklinikum Tübingen Kinderfüße vermessen (Quelle: www.medizin.uni-tuebingen.de) und kam zu dem Schluss: Der Handel brauche Schuhe verschiedener Passformen, die über das schon existierende WMS-System (weit, mittel, schmal) hinausgehen. Denn nicht nur Länge und Weite seien verschieden. „Wir haben drei Fußtypen herausbekommen", so die damalige Projektleiterin Dr. Marlene Mauch. „Wir nennen sie voluminös, schlank und intermediär." Um Spannhöhe, Fersenbreite und Ballenlage in Zukunft besser berücksichtigen zu können, haben die Tübinger mit Fachleuten der TU Chemnitz ein dreidimensionales Messsystem (Fußscanner) entwickelt, mit dem im Schuhgeschäft die Kinderfüße gescannt werden, um die optimale Größe zu ermitteln. Die so ermittelte „Echtgröße" steht auf den Etiketten des jeweiligen Schuhmodells.

Markenunabhängig messen

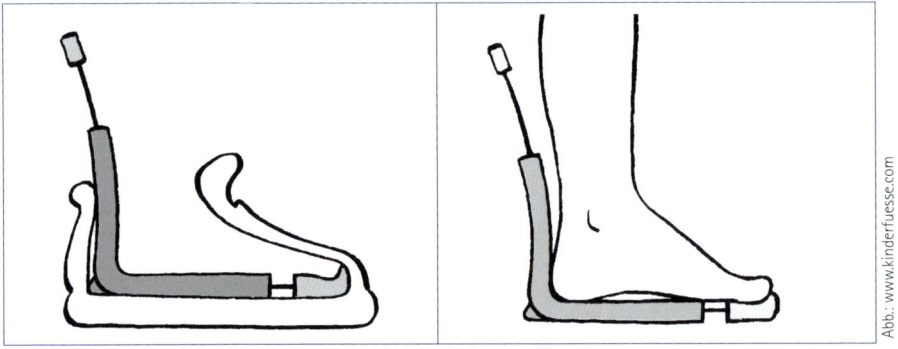

Abb.: www.kinderfuesse.com

Mit dem Messgerät „plus 12" können die Schuhinnenlänge sowie die Fußlänge gemessen werden.

Das Messgerät „plus 12" ist das erste schuhgrößen- und markenunabhängige Messgerät für die Passformkontrolle (Länge) von Kinderschuhen (www.kinderfuesse.com), das vom österreichischen Forschungsteam „Kinderfüße-Kinderschuhe" entwickelt wurde. Damit können die Fußlänge sowie die Schuhinnenlänge gemessen werden. Anfang 2007 brachten die Entwickler nach einjähriger Entwicklungsarbeit die „plus12 base" heraus, um den Ansprüchen der Kinder nach etwas „Großes, Buntes und Lustiges zum Füße messen" zu entsprechen.

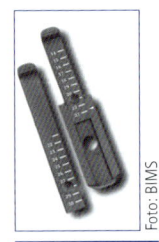

Foto: BIMS

Messschieber BIMS

BIMS® ist ein Messschieber zur Ermittlung von Kinderfußlänge und Schuhinnenlänge. Er ist für jede Schuhmarke und Schuhgröße von 14 bis 37 anwendbar und berücksichtigt den Schubraum, den Zuwachsraum und die minimale Spitzenhöhe (um einen Druck auf die Großzehe zu vermeiden). Der Messschieber ist vereinzelt im Schuhhandel oder online zu erwerben.

Die hohe Kunst des Kinderschuhkaufs

Ihr Kind wird sich nicht beklagen, wenn der Schuh drückt: Kinderfüße sind noch sehr weich und biegsam. Sie passen sich schmerzlos auch viel zu kurzen oder engen Schuhen an.

Der größte Fehler beim Kauf von Kinderschuhen liegt in der mangelnden Beachtung der Fußproportionen, insbesondere der Weite. Dazu kommt die Schwierigkeit, einen durch falsche Schuhe breit gewordenen Fuß als schmal zu erkennen.

Der Fuß wird im Bereich der Ballenlinie (hinter seiner breitesten Stelle) im Schuh gehalten. Darum ist es ganz wichtig, dass er gerade an dieser Stelle wirklich passt. Neben der Länge muss also auch die Weite gemessen werden. Denn nur ein rundum passender Schuh, der die Füße nicht einengt, macht jede Bewegung des Fußes mit.

Besonders schwierig ist es, passende Schuhe für schmale Füße zu finden. Ein schmaler Fuß findet in einem zu weiten Schuh im Bereich der Ballenweite keinen Halt. Er rutscht nach vorne in die Zugabe hinein und schlappt dafür hinten.

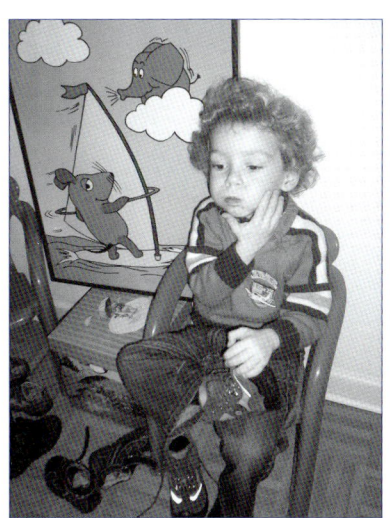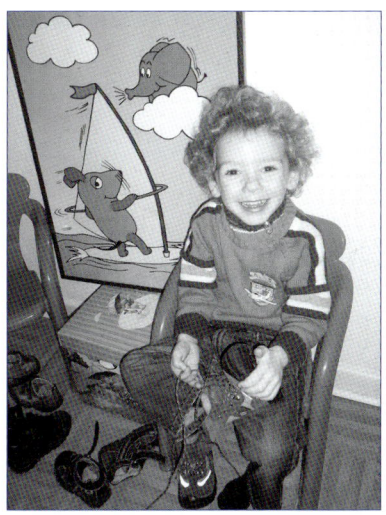

Fotos: Petra Zimmermann

Kinderschuhe zu kaufen sollte eigentlich Spaß machen. Ausgerüstet mit dem richtigen Messwerkzeug finden Eltern auch die optimalen Schuhe für ihr Kind.

Der Schuh ist zwar von der Länge richtig, aber am Ballen zu weit. Ein zu weiter Schuh ist ebenso problematisch für den Fuß wie ein zu kurzer. In beiden werden die Zehen dauerhaft gestaucht.

Neue wissenschaftliche Erkenntnisse zeigen, dass die Fiktion, Schuhe und besonders Sportschuhe bräuchten eine weiche Sohle, um den Aufprall am Boden zu dämpfen, nicht stimmt. Denn das Gehirn lässt sich nicht so leicht überlisten. Das Nervensystem braucht nämlich eine bestimmte Aufprallintensität des Fußes auf den Boden, um dessen Lage und Beschaffenheit festzustellen. So würde das Gehirn bei weicher Sohle einen härteren Boden wahrnehmen und ihn falsch auf den Boden aufsetzen.
Auch klinische Untersuchungen wiesen nach, dass eine zu gute Stoßdämpfung die Ursache für viele Sehnen- und Muskelbeschwerden ist. Dicke federnde Sohlen verursachen also genau das, was sie zu verhindern glauben.

Kinderfüße messen – das A und O
Eltern sollten die Füße ihres Sprösslings mehrmals pro Jahr vermessen lassen. Immerhin wächst ein Kinderfuß jährlich 1 bis 2 Größen, im zweiten und dritten Lebensjahr sogar 2 bis 3 Größen. Erst mit etwa 16 bis 18 Jahren sind Füße ausgewachsen.

Überprüfen Sie bei Kindern
- im Alter von 1 bis 3 Jahren alle sechs bis acht Wochen,
- bei Kindern von 3 bis 4 Jahren alle vier Monate,
- bei Kinderns von 4 bis 6 Jahren alle vier bis sechs Monate, ob die Füße gewachsen sind.

Im Alter zwischen 3 und 6 Jahren wachsen Kinderfüße um zwei bis drei Schuhgrößen pro Jahr. Bei Schulkindern sind es immer noch ein bis zwei Größen.
Der **Zehenraum** soll breit und hoch genug sein. Die **Breite** kann mit einer Pappschablone überprüft werden, passt diese bequem in den Schuh, haben auch die Zehen genügend Spielraum. Für die **Höhe** können wir unseren Daumen verwenden. Passt er bequem in die Schuhspitze hinein und ist das Material weich genug, damit sich die Zehen nach allen Seiten hin strecken und recken können? Denn viele Schuhe sind vorne an der Kappe genäht und diese Naht kann auf die Zehennägel drücken. Fühlen Sie deshalb den Innenraum des Schuhs genau nach.

Wurden die Füße aber doch über einen längeren Zeitpunkt gestaucht, weil sie in zu kurzen Schuhen gingen, sollten die neuen Schuhe mit einer Zugabe über 16

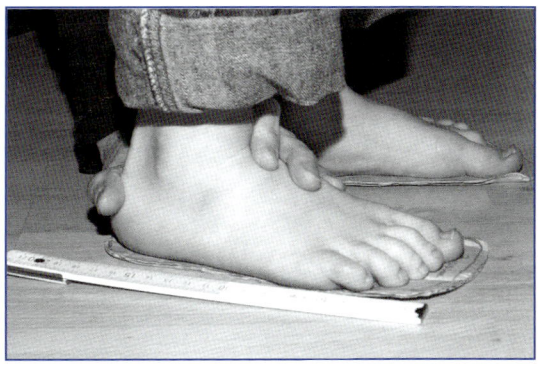

Überprüfen Sie regelmäßig die Fußgröße Ihres Kindes. Denn Wachstumssprünge kommen unregelmäßig. Trägt Ihr Kind zu kleine Schuhe, wird es sich nicht beklagen. Denn Kinderfüße sind noch sehr weich und biegsam. Sie passen sich schmerzlos auch viel zu kurzen oder engen Schuhen an.

Foto: Suna Pfeif

Millimeter gekauft werden, damit sich der Fuß strecken und erholen kann, meint mancher Experte.

Da Eltern gelegentlich die Vermutung äußern, dass ihre Kinder zwei unterschiedlich große Füße hätten, gingen Experten in der Potsdamer Studie 2008 (Kinderfußreport) auch diesem Phänomen nach. Allerdings beträgt der Fußlängenunterschied bei den meisten Kindern nur zwei Millimeter — ein Größenunterschied, der zumeist innerhalb einer Schuhgröße abgedeckt wird und somit keine Probleme verursacht, sagen die Wissenschaftler.

Tipps und Tricks beim Kauf

Kaufen Sie immer in den Nachmittags- oder Abendstunden Schuhe für Ihre Kinder. Das Kind sollte längere Zeit in Socken im Laden herumlaufen, um die Füße zu entkrampfen.

Mit dem Daumen auf die Schuhspitze zu drücken („Daumenprobe") bringt nichts. Kinder ziehen reflexartig die Zehen ein, außerdem sind viele Schuhkappen so fest, dass man die Zehen nicht tasten kann. Auch das probeweise Herumlaufen hat wenig Aussagekraft, da die Füße noch weich und formbar sind und sich dem jeweiligen Schuh anpassen.

Der passende Schuh muss:

- die richtige Weite haben,
- die richtige Länge haben. Der Innenschuh muss 12 bis 15 mm länger als der Fuß sein,
- eine dünne, flache und flexible Sohle haben,
- runter genähte Vorderkappen sollten nicht auf die Zehennägel drücken.

Um die richtige Passform zu ermitteln, ist es eine einfache Methode, eine Pappschablone des Fußes anzufertigen. Dafür stellt man das Kind auf ein Stück Pappe, malt die Umrisse der Füße darauf und gibt 12 bis 15 mm an der längsten Stelle hinzu.

Zur weiteren Prüfung:
- Die gemalte Schablone auf die Innensohle legen und vergleichen.
- In der gemessenen Länge einen Papierstreifen zuschneiden. Passt dieser in den Schuh, hat er die richtige Länge.
- Die Kinderfußweite mit der Schuhweite der Innensohle vergleichen.
- Mit den Fingern bis vorne in die Kappe gehen. Ein Daumen sollte Platz haben. Der Schuh hat sonst zu wenig Höhe und drückt auf die Kinderzehen.

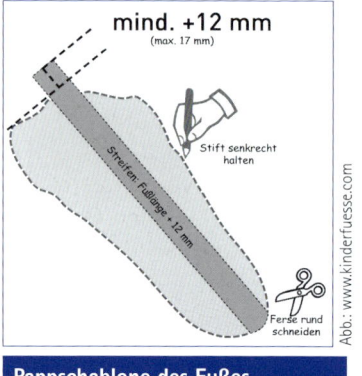

mind. +12 mm
(max. 17 mm)

Stift senkrecht halten

Streifen Fußlänge + 12 mm

Ferse rund schneiden

Abb.: www.kinderfuesse.com

Pappschablone des Fußes

Der Trick mit der **Einlagesohle:** Falls diese herausnehmbar ist, können Sie Folgendes machen: Stellen Sie Ihr Kind auf die Einlagesohle und markieren Sie mit wasserfestem Stift die Fußlänge. Jetzt können Sie bequem ausmessen, wie viel Spielraum der Fuß im Schuh hat (Restlänge der Einlagesohle). Durch die Markierung kann man die Füße wachsen „sehen".

Mit einem praktischen Handgriff, dem „Flexi-Test", wissen Eltern sofort, ob die Kinderschuhe geeignet sind. Dieser Beweglichkeits-Test muss mit leichtem Druck möglich sein: Der Schuh lässt sich mit einer Hand biegen und lässt sich leicht verwinden.

Gebrauchte Schuhe weiternutzen?
Wenn die Schuhsohlen im Fersenbereich nicht abgetragen sind und die Schuhe keine Abnutzungserscheinungen vorweisen, können sie an andere Kinder weitergegeben werden. Aber gerade ältere Kinder gehen nicht gerade sorgsam mit ihren Schuhen um, sodass starke Abnutzungen die Regel sind. Kaufen Eltern gebrauchte Schuhe, müssen sie diese auf jeden Fall desinfizieren, um Übertragungen von Pilzen und Viren zu vermeiden.
Dr. Kerstin Bosch, Kinderfuß-Expertin der Universitätsklinik Münster, versicherte der Autorin im Gespräch (2009): „Bereits getragene Schuhe können getrost weitergegeben werden, wenn der Schuh in der Länge und Weite passt, die Innensohle

nicht durch starke Ausformungen oder einen Fußabdruck vorgeformt ist, die Außensohle nicht einseitig oder stark abgelaufen ist und das Obermaterial einen zufriedenstellenden Zustand aufweist." Entgegen der weit verbreiteten Meinung „nur neue Schuhe sind für Kinder gute Schuhe" sei es generell immer besser, passende, bereits getragene Schuhe (z. B. vom Geschwisterkind oder Second Hand) zu verwenden, als mit der Anschaffung neuer Schuhe aus finanziellen Aspekten zu lange zu warten.

Fußbett ja oder nein?
Diese Frage wird immer noch heiß diskutiert. Bei Kindern sollte man generell auf Fußbettungen verzichten, außer sie sind vom Kinderarzt oder Orthopäden ausdrücklich verordnet worden. Generell verformen diese „Berg- und Tal-Landschaften" den Kinderfuß und die Muskulatur erschlafft durch die erzwungene Untätigkeit noch schneller. Je flacher die Einlegesohlen sind, desto besser für die Fußmuskulatur. Bei gebrauchten Schuhen sollte man darauf achten, dass das Fußbett keinesfalls nach innen abfällt.

Die richtigen Sportschuhe
Häufig werden Kindersportschuhe als Miniaturausgaben der Erwachsenenschuhe gefertigt, ohne entsprechend weichere und flexiblere Materialien einzusetzen. Bei kleinen Schuhen führen Verschiebungen der Proportionen und falsch platzierte Flexionszonen zu einer potenziell schädlichen Belastung des Fußes. Auf der anderen Seite sind die eingebauten Dämpfsysteme oft überdimensioniert. Angesichts der großen anatomischen Bandbreite der Kinderfüße wäre es wünschenswert, Schuhe einer Größe in verschiedenen Breiten zur Verfügung zu haben.

 Erkundigen Sie sich im Sportfachhandel, welche Marken für Kinder geeignet sind und welche Hersteller verschiedene Weiten pro Größe anbieten!

Genau wie bei normalen Kinderschuhen stimmen die Größenangaben in Kindersportschuhen oft nicht mit der tatsächlichen Innenlänge überein. Messen Sie auch hier genau nach! Billigangebote sind gänzlich abzulehnen, da sie weder über atmungsaktive Innenfutter, noch minimale Dämpfung noch optimale Passform oder funktionstüchtige Hinterkappen verfügen. Messen Sie die Innenlänge eines Sportschuhs mit Messstreifen, Pappschablone, BIMS® oder „plus 12" nach.

Wählen Sie bei qualitativ hochwertigen Sportschuhen für Ihr Kind ein Modell mit guter Fußbettung. Wenn das Fußbett eine Stützwirkung haben soll, so muss es

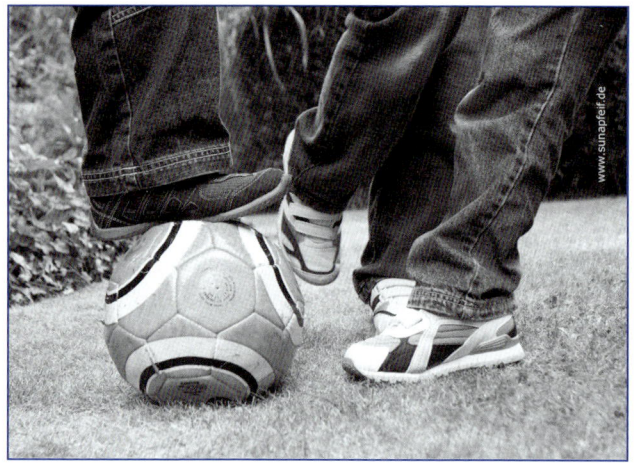

Foto: Suna Pfeif

www.sunapfeif.de

Sportschuhe sind nur zum zeitweisen Tragen im Sport konzipiert, nicht zum Dauertragen!

etwa senkrecht unterhalb des Fußknöchels innen angebracht sein und nicht weiter vorn. Nur eine Schnürung gibt dem Fuß Halt, bei Klettverschlüssen (falls das Kind noch keine Schleife binden kann) muss auf eine stramme Verbindung geachtet werden. Der große Zeh sollte mindestens eine Daumenbreite Platz haben, damit der Fuß nicht gestaucht wird. Ebenso muss der Zehenraum hoch genug sein.

Passen die Sportschuhe?
Für die Passform gelten die gleichen Regeln wie beim Straßenschuh. Zudem sollte beim Kindersportschuh die Schuhkante weich abgepolstert sein. Lassen Sie Ihr Kind im Geschäft mit den Sportschuhen herumlaufen. Es kann Ihnen mitteilen, ob die Schuhkanten in den Knöchel oder die Achillessehne einschneiden. Pressen Sie den Schuh schräg gegen den Boden. Die Sohle sollte im Bereich der Zehengrundgelenke (also im vorderen Bereich) abknicken, auf gar keinen Fall im Bereich des Mittelfußes. Frühestens im Schulalter ist eine Dämpfung der Sohle sinnvoll. Im Kindergartenalter kann auf eine Dämpfung verzichtet werden, da die auf den Fuß wirkenden Kräfte zu niedrig sind. Absätze sind bei Kindersportschuhen ebenfalls überflüssig. Je weniger Absatz die Schuhe haben, desto besser für die Füße.

Einmal im Monat sollten Sie die Sportschuhe Ihres Kindes überprüfen. Wachstumsbedingt kann es vonnöten sein, dreimal im Jahr neue Schuhe zu kaufen. Ziehen Sie Ihrem Kind nach dem Sport die Schuhe aus und untersuchen Sie seinen Fuß. Rote Stellen an den Zehenballen deuten darauf hin, dass der Sportschuh zu kurz ist. Stellen Sie Rötungen auf den Zehenmittelgelenken fest, ist es wahrscheinlich, dass der Sportschuh zu niedrig ist. Rötungen an der Fußseite lassen erkennen, ob der Sportschuh zu schmal ist. Zu kurz ist der Sportschuh, wenn Sie hochgebogene oder abgeschliffene Zehennägel oder Blutergüsse unter den Zehennägeln entdecken.

Ein Passform-System, wie z. B. WMS, gibt es für Sportschuhe nicht. „Für das zeitweise Tragen werden Sportschuhe eher zu kurz und knapp sitzend konstruiert. Das soll den Füßen die für die gesteigerte Bewegung notwendige größere Kontrolle über den ganzen Schuh geben", erklärte WMS-Experte Konrad Weißler vom Schuhinstitut Offenbach schriftlich auf Nachfrage der Autorin (2009). „Plötzliche Stopp- und Seitbewegungen vertragen es nicht, wenn Schuhe zuviel Spiel bieten, die Füße dieser extrem starken dynamischen Kraft nachgeben und im Schuh nicht den für die Sicherheit nötigen Halt finden. Wenn sich die Füße nach dem Sport wieder dehnen und strecken können, ist das auch in Ordnung."

Funktionsschuhe für Kinder?
Beim Tragen von Funktionsschuhen werden mehr Muskeln angesprochen, als das mit herkömmlichen Schuhen der Fall ist. Fachleute haben dafür spezielle Sohlen-Technologien entwickelt, die das Abrollen des Fußes im Sand simulieren sollen, entweder als abgerundete Außensohlen oder spezielle Innensohlenaufbauten. Damit sollen die Körperhaltung verbessert, der Stoffwechsel angeregt und Problemzonen gestrafft werden, so die Werbung der Hersteller. Mittlerweile gibt es solche Schuhe auch für Kinder. Medizinische Studien über die Wirksamkeit liegen bislang nicht vor, lediglich Studien, die die Hersteller selbst in Auftrag gegeben haben.
Davon zu unterscheiden sind die funktionellen Schuhe, die aus dem Outdoor-Bereich kommen und u. a. atmungsaktiv und wasserdicht sind. Ein kleiner Tipp: Bitte in tex-Schuhen niemals Socken aus 100 Prozent Baumwolle tragen, da sie die Feuchtigkeit, die in den Schuhen entsteht, wie ein Schwamm aufnehmen, anstatt diese an das atmungsaktive tex-Material abzugeben.

Falsche Schuhe: die Folgen
Wenn Kinderfüße nur gelegentlich in zu kleinen Schuhen stecken, sind keine gravierenden Auswirkungen zu befürchten (höchstens Hautrötungen, Blasen und schmerzhafte Füße). Schlimm wird es erst, wenn die Schuhe längerfristig zu klein sind und der nötige Ausgleich fehlt, wie z. B. durch viel Barfußgehen.
Knappe Schuhe führen zu einer unnatürlichen Zehenstellung, meist einer Schiefstellung der großen Zehen. Die Zehen an Kinderfüßen stehen normalerweise gespreizt, und das ist gut so. Sind die Schuhe zu kurz, verändert sich der Winkel des großen Zehs zum Fuß dauerhaft; der Zeh wird in Richtung kleiner Zeh gedrückt. Dadurch kommt es oft zu ungünstigen Bewegungsabläufen, die später einmal Knie- und Hüftgelenkschäden zur Folge haben können.

Durch das Tragen von Schuhen wird unsere Fußmuskulatur nicht trainiert und ist unterfordert, was zum muskulären Ungleichgewicht führt. Insbesondere ungeeignetes Schuhwerk, z. B. mit zu engem Vorfußbereich oder zu stark angehobener Ferse, das den Druck auf den Vorfuß um ein Vielfaches steigert, schwächt die Fußmuskulatur.

Die Folgen falscher Schuhe haben Einfluss bis ins Erwachsenenalter:

Zehengelenke: Durch die Stauchung (zu kurze Schuhe) und Pferchung (zu enge Schuhe) der Zehen verändert sich die Zehenstellung. Die Folgen sind schmerzhafte Gelenkentzündungen und krankhafte Gelenkveränderungen (z. B. Hallux valgus: Schiefstellung der Großzehe).

Muskulatur: Wenn die Zehen im Schuh verschoben werden, ändert sich auch die natürliche Zugrichtung der Muskulatur. Die Folgen sind Muskel- und Sehnenschmerzen, Entzündungen und Verkürzungen der Fußmuskulatur.

Gefäßsystem: Zu knappe Schuhe und erzwungene Stellungsveränderungen der Gelenke und Muskulatur begünstigen Durchblutungsstörungen. Die Folgen sind Kälte- und Taubheitsgefühl, Venenleiden (z. B. Krampfadern).

Gesamter Organismus: Wenn die Füße beeinträchtigt sind, wirkt sich das auf den ganzen Körper aus. Die Veränderung der Körperstatik kann Knie-, Hüft- und Rückenbeschwerden auslösen.

Fußfehlbildungen rechtzeitig erkennen

Wie können Eltern die Bein- und Fußachsen Ihres Kindes kontrollieren? Berühren sich beim stehenden Kind beide Knie und beide Innenknöchel, sind die Beinachsen gerade. Die Kniescheiben sind gerade nach vorne gerichtet. Die Füße stehen einigermaßen parallel. Anatomisch richtig, dreht der Oberschenkel nach außen und der Unterschenkel nach innen.

Die häufigsten orthopädischen Fußprobleme bei Kindern sind – meist kombiniert:
Knickfüße = Fersen stehen schräg und kippen den Fuß nach innen,
Senkfüße = Fußlängsgewölbe ist abgeflacht,
Plattfüße = Fußlängsgewölbe ist zusammengebrochen,
Hohlfüße = Fußlängsgewölbe ist erhöht, hoher Rist.

Knick-Senk-Füße sind bei Kindern bis zur Einschulung allerdings recht häufig. Die einen Mediziner meinen, das verwachse sich in den meisten Fällen wieder. Andere Mediziner setzen auf Fußgymnastik (Christian Larsen) und warnen, der Knickfuß im Kindesalter wachse sich nicht von alleine aus. Sollten auch später noch Fußprobleme bestehen, können orthopädische Schuheinlagen oder Therapien helfen.

Fußspezialisten helfen

Schlechtes Schuhwerk, unphysiologische Belastungen und mangelnde Bewegungsfreiheit schaden den Füßen. Fußfehlbildungen alleine müssen nicht unbedingt zu Beschwerden führen, dennoch haben sie einen Einfluss auf die Körperstatik. Knie-, Hüft- und Wirbelsäulenbeschwerden können die Folge sein.

Neben der symptomatischen Behandlung mit Fußtraining oder Einlagen ist es wichtig, auf Fehlstellungen zu achten und diese zu korrigieren. Nicht nur die Stellung der Fußknochen ist wichtig, sondern auch ein Beckenschiefstand, Hüftsubluxationen und Wirbelfehlstellungen sollten manuell behandelt werden.

Bereits ab dem Grundschulalter sollte der Kinderfuß regelmäßig mit einer Umrisszeichnung kontrolliert werden. Diese Trittspur wird von Fachleuten, wie z. B. Orthopädieschuhmachern und -technikern, zur Fußanalyse durchgeführt. Nur so lassen sich Hohl-, Knick- oder Hackenfußneigungen feststellen und die getragenen Kinderschuhe kontrollieren. Damit zeigt sich:
- Sind die Schuhe zu kurz?
- Sind die Schuhe zu weit, sodass der Fuß nach vorne rutscht?

Entspricht der Biegepunkt des Schuhes dem Ballendrehpunkt des Fußes, damit er richtig abrollen kann und die Zehen nicht gekrümmt werden?

Nach ihrem Erscheinungsbild, das von der normalen Fußform abweicht, unterscheidet man folgende Fußdeformitäten, die einzeln oder kombiniert auftreten können:

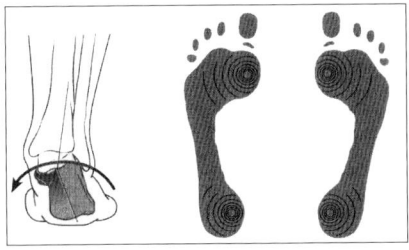

Knick-Senkfuß

Der klassische Knickfuß ist nach innen geknickt. Von hinten gesehen steht das Fersenbein schräg. Von vorne wirkt das Sprunggelenk nach innen verdreht. Das Fußlängsgewölbe ist abgeflacht.

Beim Säugling und Kleinkind ist der Knick-Senk-Fuß oft entwicklungsbedingt. Sie haben eine andere Stellung des Fußes. Das beruht darauf, dass sie ihr Gewicht noch nicht optimal verlagern können und die Fußstellung ihnen beim Laufen hilft. Falls diese unregelmäßigen Stellungen im dritten Lebensjahr nicht verschwinden, sollten die Eltern einen Orthopäden aufsuchen. Knick-Senkfüße sind bei Kindern keine Seltenheit, und die Experten streiten sich darüber, ob und wann man welche Einlagen verordnen sollte.

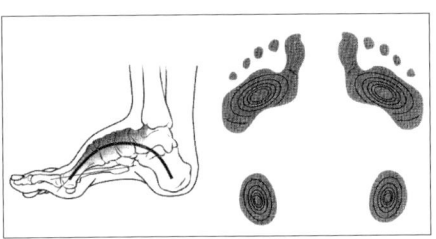

Ballenhohlfuß

Beim Hohlfuß ist der Gewölbe-Hohlraum vergrößert, man kann einen Bleistift durchschieben oder durchgucken. Beim „echten" Hohlfuß dreht das Fersenbein zu stark nach außen, der Vorfuß übermäßig nach innen. Der „Pseudohohlfuß" ist eine Kombination von Knick- und Hohlfuß, also ein normaler Knickfuß mit extrem gespannter Fußsohlenmuskulatur.

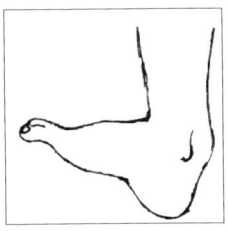

Hackenfuß

Durch einen Hackenfuß verkürzt sich der Abstand zwischen den Zehenspitzen und der Ferse. Ursache dafür kann zum Beispiel ein gelähmter Nerv sein, wie er etwa bei Kinderlähmung auftritt. Sind die umgebenden Muskeln in Ordnung, kann der Hackenfuß von ganz allein in wenigen Monaten verschwinden. Verbessert er sich nicht, kann Krankengymnastik helfen. Unterstützt werden sollte die Bewegung mit einer speziellen Schiene, die der Kinderorthopäde verordnet.

Klumpfuß

Der angeborene Klumpfuß ist eine Fußmissbildung, die in die Hände erfahrener Ärzte und Therapeuten gehört. Frühzeitig erkannt und richtig behandelt (mit Gipsverbänden, intensiver Bewegungstherapie und evtl. Operation), kann ein Kind trotz dieser Diagnose normal durchs Leben gehen.

Direkt bei der Geburt zeigt sich ein Klumpfuß. Die Bezeichnung führt in die Irre, denn es handelt sich nicht um einen zu klobigen, sondern um einen stark verdrehten Fuß. Er sieht aus, als ob das Kind nur auf den äußeren Fußkanten gehen könnte, die Fußflächen zeigen sehr stark nach innen. Gleichzeitig ist die Fußsohle stark gewölbt, und der Fuß sieht vorne spitz aus. Die Ursache dafür ist, dass sich Knochen, Sehnen und Bänder falsch gebildet haben. Meist sind auch

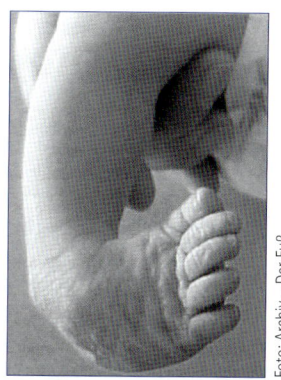

Foto: Archiv – Der Fuß

Der Klumpfuß ist eine Fußmissbildung, bei der der Fuß stark verdreht ist.

die Wadenmuskeln des Babys unterentwickelt. Leider wächst sich ein solcher Fuß nicht aus, stattdessen würde er sich ohne Behandlungsmaßnahmen noch weiter verdrehen. Deshalb sollten Sie mit Ihrem Säugling recht schnell nach der Geburt zu einem Kinderorthopäden gehen. Er korrigiert die Fuß-Stellung schrittweise über einen längeren Zeitraum. Die jeweilige Korrektur wird mit einem Gips fixiert. Leichte Fälle können auf diese Weise ganz heilen, manchmal ist aber auch eine Operation notwendig. Dabei verlängert der Chirurg unter anderem die extrem verkürzte Achillessehne. Auch wenn Ihr Kind erfolgreich behandelt oder operiert wurde, können sich die Füße erneut verdrehen. Deshalb sollten Sie sie regelmäßig vom Orthopäden kontrollieren lassen, bis die Füße nicht mehr wachsen.

Platt-Senkfuß

Hier müssen der angeborene Plattfuß (Schaukelfuß) und der erworbene Plattfuß unterschieden werden. Beim erworbenen Plattfuß ist das Bandgefüge im Fuß geschwächt und sehr dehnbar, weil jahrelang zu kurze und zu weite Schuhe getragen wurden. Im Kindesalter kann sich bei professioneller Schuhversorgung

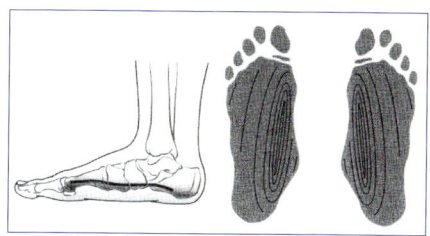

der Plattfuß wieder heben und ein Gewölbe ausbilden. Fragen Sie Ihren Kinderorthopäden oder renommierten Orthopädieschuhtechniker vor Ort.

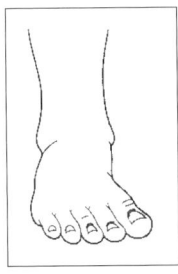

Sichelfuß

Hier ist ebenfalls die angeborene von der erworbenen Form zu unterscheiden. Wurden schmale Füße mit langen Zehen jahrelang in zu kurze und zu breite Schuhe gesteckt, besteht die Tendenz zum Zehenwachstum nach innen. Der Fuß wurde scherengitterartig zusammengeschoben, also nicht nur in der Länge gestaucht, sondern auch in die Breite getrieben. Die Sichelfüße können eventuell durch optimales Schuhwerk (nach Henkel: zwei Größen mehr als gemessene Fußlänge plus Zugabe 16 mm, aber zwei Größen schmaler) wieder auswachsen. Auch hier sollten sich Eltern fachlichen Rat suchen, denn hier können Anti-Varus-Schuhe helfen.

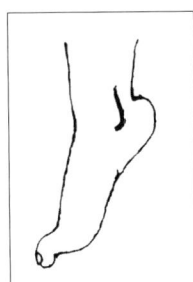

Spitzfuß

Da durch einen Spitzfuß das betroffene Bein „verlängert" ist, kann diese Fehlstellung zu einem Schiefstand des Beckens und Verkrümmungen der Wirbelsäule führen. Außerdem wird das Knie der gesunden Seite zum Ausgleich dauernd überstreckt, dadurch stehen und gehen die Betroffenen unsicher.

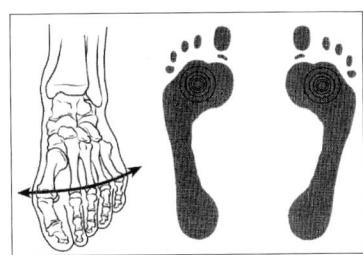

Spreizfuß

Bei dieser erworbenen Fußdeformität ist der Fußmittelknochen abgesenkt, verursacht durch ein schwaches Vorderfußquergewölbe. Spann- und Federkraft sind verloren gegangen. Durch die ungewohnte Belastung der Knochen bilden sich häufig Hornhautschwielen unterhalb der Zehenballen. Gleichzeitig können auf den Zehen Hühneraugen entstehen. Auch Hammerzehen können entstehen, weil durch die Fehlstellung der Großzeh nach außen und der kleine Zeh nach innen drängen. Langfristig helfen nur Einlagen und Krankengymnastik.

Fußschäden durch falsche Schuhe

Fußdeformationen

Das **Haglund-Syndrom** ist

- entweder eine Verknöcherungsstörung am Knochenfortsatz der Ferse oder
- eine verstärkte Verknöcherung des hinteren oberen Sehnenansatzes der Ferse, die durch Druck des Schuhrandes schmerzt.

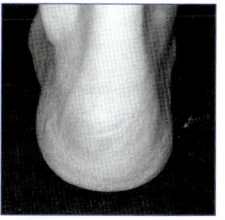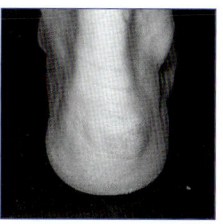

Fotos: Archiv – Der Fuß

Beide Erkrankungen sind nicht exakt abzugrenzen. Die Erkrankung kann nur beim Kind auftreten, beim

Wie erkennt man eine Haglundferse? Vergleicht man die beiden Fersen, ist rechts die Verdickung im Bereich des Achillessehnenansatzes zu sehen.

Erwachsenen ist die Reaktionsfähigkeit des Knochens zu gering. Ursache ist meistens zu enges Schuhwerk. Problematisch werden solche Exostosen (= knöcherne Zapfen), wenn sich über dem Knochenzacken ein entzündeter Schleimbeutel bildet, der durch die Hinterkante des Schuhs ständig gereizt wird. Dann sorgen Schuhe ohne Hinterkante (Kappe) oder knöchelhohe Schuhe für Entlastung. Ein Orthopädieschuhtechniker hilft hier weiter.

Ein **Fersensporn** ist ein dornartiger, knöcherner Sporn auf der Sohlenseite des Fersenbeines und kommt in der Regel noch nicht im Kindesalter vor. Er entsteht durch eine Überbelastung der Sehnenplatte auf der Fußsohle, oft ausgelöst durch schlechte Schuhe. Gelegentlich entwickelt er sich auch am Ansatz der Achillessehne. An der Sehne treten mikroskopisch kleine entzündliche Einrisse auf. Ohne Ruhepausen kann die Sehne nicht ausheilen. Der

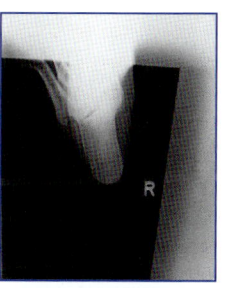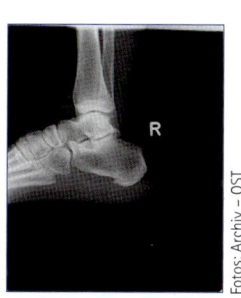

Fotos: Archiv – OST

Meistens ist der Fersensporn als verknöcherter dornartiger Sporn gut im Röntgenbild zu erkennen.

Körper versucht dann, die lädierte Sehne mit Kalkablagerungen zu „reparieren". So entsteht mit der Zeit am Ansatz der Sehne ein verknöcherter Sporn. Anfangs treten Schmerzen unter und auf der Innenseite der Ferse auf, meist morgens bei den ersten Schritten nach dem Aufstehen. Gehen oder Laufen auf hartem Untergrund wird als besonders unangenehm empfunden.

Dauert die Überbelastung fort, entsteht unter dem Fersensporn noch ein Schleimbeutel. Der oft jahrelang ohne Beschwerden bestehende Knochenfortsatz beginnt dann zu schmerzen. Weil das Stoß dämpfende Fettgewebe unter dem Fuß mit dem Alter schrumpft, leiden ältere Personen häufiger an diesen Beschwerden. Aber auch jüngere Übergewichtige und Sportler können davon betroffen sein.

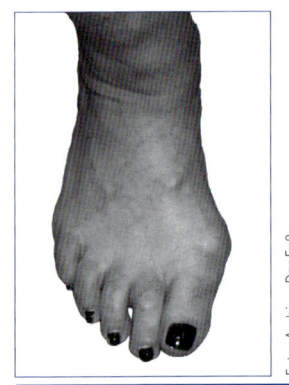

Hallux valgus

Foto: Archiv - Der Fuß

Zehenverformungen

Der **Hallux valgus** ist die häufigste Zehendeformität vor allem bei Mädchen und Frauen. Insbesondere ungeeignetes Schuhwerk, z. B. mit zu kurzem Vorfußbereich oder zu stark angehobener Ferse, verursacht diese Fehlstellung. Die Großzehe wird ständig in Richtung der anderen Zehen gezogen, damit ändert sich auch die Zugrichtung der Muskeln. Im Extremfall schiebt sich die Großzehe im Schuhwerk unter die benachbarten Zehen. Der Mittelfuß verbreitert sich. Manchmal liegt eine Bänder- und Bindegewebsschwäche vor, die auch einen Senk-Spreizfuß fördert. Durch Veränderung der Belastungszonen entstehen am inneren Fußrand eine chronische, zunehmend schmerzhafte Schleimbeutelbildung und eine vermehrte Knochenbildung. Wird nichts unternommen, hilft im weit fortgeschrittenen Stadium nur die Operation. Im Anfangsstadium helfen Hallux valgus-Hilfsmittel wie Nachtschienen, Bandagen oder Gelenk-Orthesen, die man auch tagsüber im Schuh tragen kann. Mittlerweile gibt es modische Hallux valgus-Schuhe.

Fast immer tritt ein Hallux valgus zusammen mit **Hammer- oder Krallenzehen** auf. Bei der Hammerzehe weicht die Großzehe in ihrem Endgelenk nach unten ab. Bei einer Krallenzehe weicht die Zehe im Grundgelenk nach oben ab und wird krallenförmig nach unten gebeugt. Es kommt zu schmerzhaften Druckstellen, an denen sich Hühneraugen und Schwielen bilden. Häufig bestehen durch den meist gleichzeitig bestehenden Spreizfuß auch Schmerzen. Fachärztliche Versorgung, individuelle Schuhversorgung und Krankengymnastik helfen hier.

Fußerkrankungen vermeiden

Richtige Nagelpflege

Eltern sollten die Nägel ihrer Kinder nicht zu kurz schneiden. Viele Eltern meinen, sie würden die Reinigung der Nägel durch sehr kurzes Schneiden erleichtern. Das ist ein Irrtum.

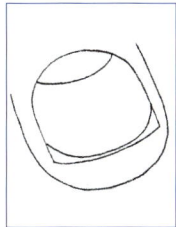 Lässt man die Ecken nicht etwas gerade (wie kleine Flügel) überstehen, können eingewachsene Nägel oder Entzündungen die Folge sein. Die Nägel sollten immer von außen nach innen geschnitten werden, um damit zu vermeiden, die Ecken herauszuschneiden. Wichtig ist auch, dass die Nagelhaut am oberen Rand nicht entfernt oder zurückgeschoben werden darf, da sie zum Schutz vor Krankheitserregern dient.

Besonders Mädchen neigen dazu, ihre Nägel rund zu kürzen, damit es schick aussieht. Jungen schneiden eher nicht oder benutzen falsches Werkzeug, besonders wenn die Nägel sehr hart oder unförmig geworden sind. Das kann zu Verletzungen führen.

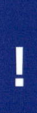 Bitte beaufsichtigen Sie das selbstständige Nägelschneiden Ihrer Kinder, das vor dem 10. Lebensjahr lieber von den Eltern durchgeführt werden sollte. Klären Sie die Kinder darüber auf, wie und mit welchen Werkzeugen die Nägel gepflegt werden sollen. Jugendliche zeigen sich manchmal uneinsichtig, ein Besuch beim Podologen kann hier hilfreich sein (Übersicht unter www.podologen.de/Podologen/podologen.html).

Verletzungen versorgen

Leichte Verletzungen sollten sofort gereinigt und mit einem Antiseptikum aus der Apotheke desinfiziert werden. Ist eine Wunde entzündet, helfen antiseptische Salben. Zur Beschleunigung der Wundheilung gibt es entsprechende Wund- und Heilsalben. Stark blutende oder entzündete Wunden muss allerdings ein Arzt behandeln.

Fußprobleme und ihre Folgen

Schweißfüße sind zum großen Teil Veranlagung. Synthetische Schuhe und Socken fördern das Problem. Fußdeodorants sind nicht zu empfehlen, denn sie stören die natürliche Keimbesiedelung. Gerüche entstehen erst dann, wenn der Fuß nicht nur übermäßig Schweiß absondert, sondern sich Verhornungen mikrobiell zersetzen. Das Produktangebot gegen Schweißfüße ist vielfältig: Es gibt Puder, Lotionen, Lösungen, Dragees, Tropfen, Cremes, Badezusätze oder Einlagen gegen Schweißfüße.

Hornhaut, Schwielen oder Hühneraugen sind keine Frage des Alters, es gibt auch viele junge Menschen, die damit Probleme haben. Normalerweise entsteht Hornhaut an den Rändern der Füße. Bei einem Spreizfuß treten sich jedoch die mittleren Mittelfußköpfchen, die normalerweise mit den anderen auf einer Ebene liegen, nach unten durch und verursachen diese Verhärtungen.

Fuß- und Nagelpilze lauern in öffentlichen Bädern, Saunen, Duschen, Umkleiden und Hotelzimmern. Dermatologen schätzen, dass bis zu 75 % der Bevölkerung irgendwann im Leben von Fuß- oder Nagelpilz befallen werden. Dringen die Pilzsporen oder Pilzfäden in verletztes Gewebe ein, nisten sie sich in der obersten Hautschicht ein, meist in den kleinen feuchten Höhlen in den Zehenzwischenräumen breiten sie sich schnell aus. Nun heißt es für die Eltern schnell zu reagieren und eine Lokaltherapie mit sogenannten Antimykotika, pilztötenden Mitteln wie Cremes oder Lösungen zu machen. Denn wenn der lästige Pilz auf die Zehennägel überspringt, dann wird die Behandlung schwieriger und langwieriger: Deshalb muss bei Fußpilz der gesamte Fuß behandelt werden. Oftmals muss neben der Lokaltherapie auch ein orales Mittel eingenommen oder antimykotischer Nagellack aufgetragen werden. Vorbeugen ist besser: Füße täglich waschen, Zehenzwischenräume gut trocknen und in öffentlichen Bädern Badeschlappen tragen.

Nagelpilz kann durch verschiedene Ursachen ausgelöst werden. Sei es ein übergreifender Fußpilz, Nagelverletzungen, innere Erkrankungen oder eine Immunschwäche. Die Therapie eines Nagelpilzes bedarf einer genauen Laboruntersuchung beim Hautarzt, denn der betroffene Bereich und der Krankheitserreger bestimmen die Therapieform. Durch das langsame Wachstum der Nägel kann sich eine Therapie über 12 bis zwanzig Monate hinziehen. Eine Ewigkeit für ein Kind!

Bei Fußpilz und Nagelpilz muss man folgende Hinweise beachten:
- Jeder Fuß braucht 15 Minuten, um nach dem Abtrocknen richtig durchzutrocknen. Oder trocken fönen! Bitte erst dann Strümpfe anziehen.
- Benutzte Handtücher müssen in die Kochwäsche.

- Täglich und konsequent Medikamente anwenden.
- Keine Synthetiksocken anziehen!
- Lederschuhe oder atmungsaktive Schuhe tragen!
- Schuhe monatlich desinfizieren! Dafür richtig durchnässen und zwei Tage trocknen lassen!

Nagelveränderungen können durch Mangelerscheinungen hervorgerufen werden. Ein Aufsplittern in Längsrichtung weist auf einen Vitamin-B-Mangel hin. Veränderungen in der Nagelform, wie z. B. Rollnagel, Zangennagel oder Pinzettennagel, lassen auf Stoffwechselerkrankungen schließen. Besonders in der Pubertät können solche Veränderungen durch hormonelle Einflüsse auftreten. Entsprechende Korrekturverfahren führen Podologen bzw. medizinische Fußpfleger durch.

Eingewachsene Nägel entstehen durch das Herausschneiden der Nagelecken. So verengt sich die Haut am Nagel, der Nagel kann nicht frei wachsen und bohrt sich in die Haut. Folgen sind Vereiterungen und Wuchern von wildem Fleisch. Wichtig ist dann, so viel Luft wie möglich an den Zeh zu lassen. Wasser ist wegen der Infektionsgefahr zu meiden. Die Eltern sollten nicht in Eigenregie am Zeh herumdoktern, sondern auf jeden Fall einen medizinischen Fußpfleger bzw. Podologen zu Rate ziehen.

Nagelbettentzündungen können durch Verletzungen des Nagelbetts oder Einwachsen eines Nagels ausgelöst werden. Als erstes Warnsignal treten Rötungen im Nagelfalz auf, die auch vereitern können. Eigenbehandlungen sollen Eltern auch hier unterlassen. Sie sollten am besten zunächst desinfizieren, eventuell mit jodhaltiger Salbe behandeln und mit einem luftdurchlässigen Verband locker abdecken. Danach einen Arzt oder Podologen aufsuchen. Infektiöse Entzündungen müssen mit einem Antibiotikum behandelt werden. Therapien wie Spangentherapie oder Tamponaden werden vom Podologen durchgeführt.

Eine **Nagelplattenablösung** kann durch einen Stoß, Druck oder Kälte verursacht werden. Auch bei Stoffwechsel- oder Hauterkrankungen kommt sie als Begleiterscheinung vor. Eltern sollten auf keinen Fall die losen Nagelteile abschneiden. Denn sonst könnte der Nagel einwachsen oder das Nagelbett verletzt werden. Um einer Infektion oder einem Nagelpilz vorzubeugen, sollten sie vorsorglich ein Antimykotikum unter den losen Nagel geben.

Bei einem **Bluterguss** unter der Nagelplatte muss der Fuß hoch gelagert und gekühlt werden. Klagt das Kind über anhaltende Schmerzen, muss ein Arzt zu Rate gezogen werden. Falls erforderlich bohrt der Arzt ein kleines Loch in die Nagelplatte (schmerzlos!), um das Blut abfließen zu lassen. Dadurch lässt der Druckschmerz nach. Nach einigen Wochen löst sich der Nagel von alleine ab. Danach wächst der neue Nagel in der Regel ohne Probleme nach.

Warzen

Nach medizinischen Erkenntnissen haben alle Warzen den gleichen Erreger (Human Papilloma Virus HPV). Am häufigsten sind Warzen in der Fußsohle, z. B. Dorn- oder Stechwarzen. Bei Kindern verschwinden Warzen oft von selbst. Bei Jugendlichen ist das Problem schwerwiegender, aufgrund der Hormonumstellung ist die Hautflora gestört und anfälliger für Viren.

Am häufigsten sind Warzen in der Fußsohle. Die Ansteckung erfolgt durch Berührung mit infizierten Menschen oder Gegenständen.

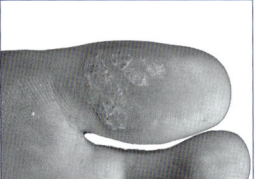 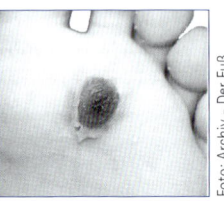

Foto: Archiv - Der Fuß

Feuchtigkeit am Fuß ist die häufigste Gefahrenquelle. Durch das Aufquellen der Hornzellen entstehen kleinste Verletzungen, die durch Viren, Pilze oder Bakterien infiziert werden können. Die Ansteckung erfolgt durch Berührung mit infizierten Menschen oder Gegenständen, oft erst nach Wochen bis Monaten nach der Übertragung. Die Gefährdung hängt auch vom körpereigenen Immunsystem ab. Aber nicht jede Warze ist ansteckend.

Bei Kindern hat sich auch schon die suggestive Therapie bewährt, die die Psyche und damit den Körper beeinflusst, Abwehrfunktionen bereitzustellen. Mögliche Methoden wären z. B. eine Woche lang eigenen Urin oder Kräutersubstanzen auf die Warze zu streichen.

Verschwinden die Warzen trotzdem nicht, übernehmen medizinische Fußpfleger bzw. Podologen die langwierige Behandlung. Medizinisch gibt es unterschiedliche Wirkstoffe gegen Warzen. Verschreibungspflichtige Ätzmittel in Form von Silbernitrat, Ameisensäure oder Monochloressigsäure werden angeboten. Allerdings können diese Mittel Schmerzen auslösen.

Für Eltern werden Mittel mit dem Wirkstoff Salicylsäure angeboten. Zunächst müssen die oberen Hornschichten abgelöst werden. Erst danach bringt man die eigentliche Säure auf. Bei der Anwendung ist äußerste Vorsicht und Sorgfalt geboten, da sie auch gesunde Haut verletzt. Es stehen auch homöopathische Präparate zur Verfügung, die das Virus hemmen und eine Abheilung beschleunigen. Apotheken, Fachärzte oder Heilpraktiker können hier weiterhelfen.

Erst seit einigen Jahren gibt es die „wassergefilterte Infrarot-A-Therapie" (wIRA). Nach einer Behandlung mit Warzenpflaster bestrahlt der behandelnde Dermatologe die Hautwucherung mit diesem speziellen Infrarotlicht. Nach den bisherigen Empfehlungen ist eine Bestrahlung pro Woche ambulant in der Praxis innerhalb von vier Wochen nötig. Einen Monat danach kann man frühestens den Erfolg beurteilen. Durch die Infrarotbestrahlung wird die lokale Immunabwehr aktiviert, da sich an den betroffenen Hautarealen die Durchblutung verbessert, die bei vielen Warzenpatienten gestört ist. Die neue Therapie dürfte sich vor allem für Kinder eignen, die mit anderen Methoden bislang erfolglos behandelt wurden. Allerdings übernehmen die gesetzlichen Krankenkassen die Kosten bisher nicht.

Als letztes Mittel gibt es noch die Möglichkeit, Vereisungen mit sogenannten Histofreezern oder Lasertherapie beim Arzt durchführen zu lassen. Vereisungsstifte für zu Hause werden mittlerweile auch angeboten, die aber bei Warzen unter der Fußsohle nicht richtig wirken können, weil die Hornschicht zu dick sein kann. Außerdem können sie bei falscher Anwendung das Gewebe schädigen und Narben verursachen. Hier heißt es also: Vorsicht bei der Selbsttherapie!
Vereisungssprays dürfen nicht bei Kindern unter vier Jahren, bei Diabetikern oder Menschen mit Durchblutungsstörungen angewendet werden. Sie sind auch nicht geeignet für die Behandlung auf Muttermalen, auf dünner Haut oder Schleimhaut und bei Genitalwarzen. Zudem sollte das Kältespray nicht zusammen mit anderen Anti-Warzen-Mitteln angewendet werden.

Füße gesund erhalten

Fußgymnastik

Es gibt eine Vielzahl von Broschüren der Krankenkassen oder Gesundheitsbücher, die Übungen für die Füße beschreiben. Hier einige Beispiele zum Nachmachen:

Socken ausziehen: Auf dem Boden sitzen, Socken nur mit den Füßen ausziehen, Beine sind dabei in Außenrotation.

Fußparcours: An Material kann alles verwendet werden, was gefahrlos mit den Füßen ertastet werden kann.

Zeichen raten: Ein Kind malt auf die Fußsohle Zeichen, Buchstaben oder Zahlen, das andere Kind soll erraten, was gemalt wurde.

Gegenstände raten: Gegenstände des alltägliches Gebrauchs oder sinnintensive Gegenstände zum Sohlenstreicheln, wie Federn, Igelbälle, zerknülltes Papier, Handtuch, Schneebesen, Bürsten, Steine usw. Ein Kind liegt mit verschlossenen Augen auf dem Boden. Das andere Kind streichelt mit unterschiedlichen Gegenständen die Fußsohlen. Das liegende Kind soll erraten, womit gestreichelt wird.

Fußbild malen: Umrisse um die Füße malen, Füße in Farbe tauchen und laufen oder mit den Füßen malen (Oberschenkel in Außenrotation!).

Besuch im Barfußpark: Ein Besuch in einem Barfußpark ist ein Erlebnis für die ganze Familie! Unter www.barfusspark.info gibt es ein Verzeichnis der Barfußpfade und Barfußparks in Deutschland und der Nachbarländer.

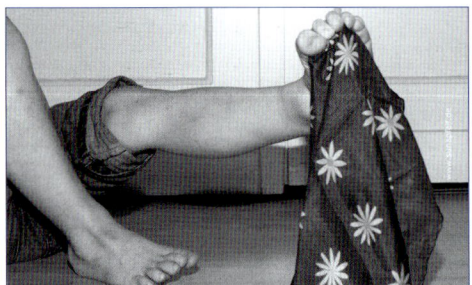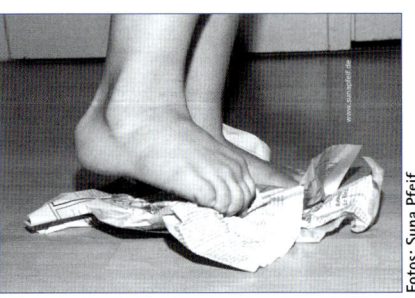

Fotos: Suna Pfeif

Es gibt zahlreiche Übungen für die Füße, die die Fußmuskulatur trainieren.

Fußreflexzonenmassage

Das Konzept dieser Massageform begründet sich in der Annahme, dass alle Kopf-, Hals-, Brust-, Bauch- und Beckenorgane mit den Füßen und Händen in besonderer

Weise verbunden sind, jedes Organ habe dort eine ihm zugehörige „Reflexzone". Diese sind aber nicht identisch mit den Reflexzonen im Sinne der Schulmedizin. Die Eignung des Fußes als Empfangsorgan wird auch von den Masseuren bestätigt, die sich der klassischen Fußmassage widmen. Es muss jeder selbst ausprobieren, welche Form der Fußmassage ihm zusagt und welche Wirkungen sie auf sein Wohlbefinden haben.

Abb.: www.fußreflex.de

Jeder Reflexzone wird ein Organ zugeordnet.

Spiraldynamik

Diese junge Bewegungstherapie soll Fußdeformationen vorbeugen und sie behandeln. Die Grundannahme ihres Begründers Dr. Christian Larsen ist, dass natürliche Bewegungen zumeist spiralförmig verlaufen. Auch beim Fuß lässt sich eine Spiralbewegung erkennen: Beim gesunden Fuß dreht die Ferse nach außen, der Vorfuß dreht entgegengesetzt nach innen. Eine stabile Verschraubung entsteht. Ähnlich wie bei einem Handtuch, dessen Enden gegeneinander ausgewrungen werden, spannt sich ein Gewölbe auf (www.spiraldynamik.com).

Pro und Kontra Einlagen

Vor 100 Jahren dominierte noch die Vorstellung, Kinderfüße seien zu schwach, um ohne fremde Hilfe heranreifen zu können. Sandalen seien Gift für die Kinderfüße. Stiefel mit Gewölbestützen, festen und nach vorn innen verlängerten Hinterkappen wurden empfohlen; das Gelenk durfte nicht gelenkig sein, sondern musste versteift werden. Diese Auffassung fand nach und nach Widerspruch von Anatomen, Orthopäden und Schuhfachleuten.

Die damaligen starren und zu harten Einlagenversorgungen haben dazu beigetragen, dass viele Mediziner Einlagen für Kinder bis heute skeptisch betrachten. Nach heutigem Verständnis ist die Einlagenbehandlung gesunder Kinderfüße nicht notwendig, da sich ein gesunder Kinderfuß im Laufe der Kindheit spontan aufrichtet. Aus diesem Grund hat sowohl die Verordnung von Stützeinlagen als auch die Einarbeitung von Gewölbestützen heute stark abgenommen, obgleich sie in Fachpublikationen noch immer ein viel diskutiertes Thema ist. Nicht zuletzt deshalb, weil der kindliche Knick-Senkfuß eine der häufigsten Ursachen ist, warum besorgte Eltern mit ihren Kindern einen Orthopäden aufsuchen.

Eine Einlagenverordnung sollten Eltern immer hinterfragen, besonders wenn sie sehr schnell oder beim ersten Arztbesuch verordnet wird. Fragen Sie nach den Gründen für die Verordnung und welche Ziele mit den Einlagen erreicht werden sollen. Es

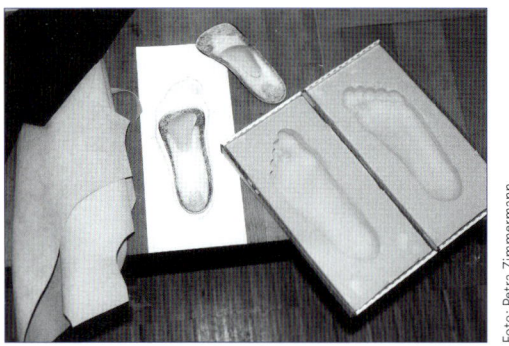

Orthopädieschuhtechniker fertigen die Einlagen nach der Verordnung des Kinderorthopäden.

Foto: Petra Zimmermann

ist sinnvoll, dass der Orthopäde das Kind über einen längeren Zeitraum beobachtet. Werden die verordneten Einlagen getragen, sollte der behandelnde Arzt die Auswirkungen und die Entwicklung des Kindes bzw. Jugendlichen im Auge behalten. Mitunter kann es sein, dass die Einlagen nicht korrekt nach der Verordnung angefertigt wurden oder nicht die gewünschte Wirkung erzielen. Eltern sollten hier wachsam bleiben!

Moderne Einlagen sollen

- dynamisch versorgen,
- die normale Entwicklung des Kinderfußes fördern, nicht korrigieren,
- nicht in künstliche Bewegungsabläufe zwingen, sondern den physiologischen Bewegungsablauf bahnen,
- die Muskulatur des Fußes aktivieren.

> **!** Betrachten Sie die Füße Ihres Kindes besonders im Zehenstand oder ziehen Sie die große Zehe des Kinderfußes hoch. Korrigiert die Ferse nicht automatisch nach innen und das Fußgewölbe richtet sich auf, sondern zeigt die Ferse weiterhin nach außen, dann können Einlagen für das Kind nötig sein (Indikation Plattfuß).

Es gibt auch weiterhin einige Indikationen bei Kinderfüßen, bei denen Einlagen sinnvoll sein können: Zum Beispiel Fuß- und Achsenfehlstellungen (wie z. B. ausgeprägter Knickfuß), muskuläres Ungleichgewicht und Schwächen bis zu Koordinations- und Wahrnehmungsstörungen. Oft werden diese Probleme mit physiotherapeutischen Maßnahmen behandelt, Einlagen können diese Therapie unterstützen. Wie zum Beispiel der gewohnheitsmäßige Spitzfußgang, der sich durch entsprechende Einlagen verbessern kann. Regelmäßige, am besten tägliche Fußgymnastik ist immer sinnvoll, besonders auch als Ergänzung zur Behandlung durch Einlagen.

Einlagen werden heutzutage weiterentwickelt, nicht alle Arten sind in wissenschaftlichen Untersuchungen auf ihre Wirksamkeit getestet worden. Oft zeigt einfach nur der Selbstversuch, ob eine Einlage auch so wirkt, wie sie wirken soll.

Physio-dynamische Einlagen arbeiten biodynamisch: Je mehr Druck auf das Material ausgeübt werde, umso stärker sei die Stützwirkung, so die Befürworter. Die Fußmuskulatur solle trainiert, eine korrekte Bewegungskoordination eingeübt werden, Voraussetzung dafür ist elastisches Material mit einer stabileren Fersenschale. Diese Einlagen gibt es für den kindlichen Knick-Senkfuß, als Therapie beim Sichelfuß und innen rotierten Gangbild sowie als Einlage für den muskulär schlaffen Fuß bei Haltungsschwächen oder Lähmungen. Die Einlage soll also stimulieren statt nur zu korrigieren.

Sensomotorische Einlagen wollen vor allem eine Harmonisierung der lokalen funktionellen Störung unterstützen und das Zusammenspiel der gesamten Gliederkette im Körper verbessern. Das könne erreicht werden, indem man auf die sensomotorischen Rezeptoren in der Fußsohle Einfluss nehme, so die Hersteller. Dafür müssen die Bewegungen des Kindes regelmäßig kontrolliert und die Einlagen angepasst werden. Haben die Kinder nach einer gewissen Zeit den Bewegungsablauf neu erlernt und hat sich das Zusammenspiel der Muskeln automatisiert, kann man auf die Einlagen verzichten.

Für die Einlagenanfertigung sollte der verordnende Kinderorthopäde mit einem erfahrenen Orthopädieschuhtechniker zusammenarbeiten. Dafür gibt es bereits erfolgreiche Beispiele: Beispielsweise arbeitete ein Orthopädieschuhtechniker aus Ingolstadt einen Beurteilungsbogen für Ärzte aus, auf dem 12 Kriterien von Gewicht, Alter, Beckenstand, Beinachse bis hin zur Beweglichkeit der Fußwurzel- und Mittelfußgelenke und der Form der Zehen berücksichtigt werden, um die optimalen Einlagen für das Kind zu finden.

 Fragen Sie bei Ihrem behandelnden Orthopäden nach, welche Kriterien er für relevant hält und ob eine Zusammenarbeit mit einem geschulten Orthopädieschuhtechniker stattfindet (z. B. auf Kinderfußmesstagen).

Heute bieten professionelle Orthopädieschuhtechniker moderne Analyseverfahren an, wie die Laufanalyse, Fußscanner oder eine Druckverteilungsmessung. Mancher hat aber einfach nur jahrelange Erfahrung und kann auf Erfolge in der Versorgung zurückblicken. Erkundigen Sie sich bei Ihrem Kinderorthopäden oder hören Sie sich im Kindergarten oder in der Schule um, wer wo gute Erfahrungen in der „Fußversorgung" gemacht hat.

Literatur

Bloß, Maren (2008): Kinderfüße richtig pflegen, Verlag Neuer Merkur, München.

Die Podologin berichtet aus ihrem langjährigen Erfahrungsschatz.

Bosch, Kerstin & Rosenbaum, Dieter (2005): Der gute Kinderschuh - wo drückt der Schuh? In: Der Fuß Nr. 3/4, 2005, S. 6-9.

Beide Wissenschaftler forschen über die „Fußentwicklung im Kindesalter" an der Klinik und Poliklinik Allgemeine Orthopädie, Universitätsklinikum Münster.

Deutsches Schuhinstitut (2008): Was will WMS und wie funktioniert es? DSI-Manuskript.

Henkel, Karl Georg (2006): Biografie des Fußes, C. Maurer-Verlag, Geislingen (Steige).

Der Autor ist langjährig tätiger Orthopädieschuhmachermeister und Schuhfachhändler und berichtet aus seinem profunden Erfahrungsschatz.

Kinz, Wieland (2005): Kinderfüße - Kinderschuhe. Alles Wissenswerte rund um kleine Füße und Schuhe, Forschungsgruppe „Kinderfüße-Kinderschuhe", Salzburg.

Der Sportwissenschaftler erforscht und entwickelt mit seinem Team „Kinderfüße-Kinderschuhe" praktische Lösungen (z. B. plus 12).

Larsen, Christian, Miescher, Bea & Wickihalter, Gabi (2007): Gesunde Füße für Ihr Kind: Hat Ihr Kind die richtige Fußstellung? Bei Knick-Senkfuß und Co.: Die spielerische Fußgymnastik für Kinder. Mit 32 Übungen aus der neuen Erfolgs-Methode Spiraldynamik, Trias-Verlag, Stuttgart.

Der Autor Christian Larsen ist Arzt und Begründer der Spiraldynamik.

Maier, Erne & Killmann, Maren (2003): Kinderfuß und Kinderschuh: Entwicklung der kindlichen Beine und Füße und ihre Anforderungen an fußgerechte Schuhe, Verlag Neuer Merkur, München.

Das wissenschaftliche Lebenswerk des Kinderarztes Erne Maier wurde von Maren Killmann zusammengefasst und gilt als Standardwerk.

Zukunft-Huber, Barbara (2004): Der kleine Fuß ganz groß. Dreidimensionale manuelle Fußtherapie bei kindlichen Fußfehlstellungen, Elsevier-Verlag, München.

Die Kinderphysiotherapeutin ist international bekannt und hat diese Fußtherapie entwickelt.

Nützliche Internetadressen

www.kinderfuesse.com
www.kinderfussgesundheit.de
www.kindundgesundheit.de
www.barfusspark.info
www.kidfoot.de